临床影像诊断与核医学技术

LINCHUANG YINGXIANG ZHENDUAN YU HEYIXUE JISHU

主编 曹 艳 杨欢欢 王 锋 刘志品

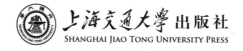
上海交通大学出版社
SHANGHAI JIAO TONG UNIVERSITY PRESS

内容提要

本书先介绍了影像学概述和核医学成像；后对临床常见病的临床表现、病理生理基础、检查方法的选择、疾病的影像学征象等方面做了详细的介绍。本书是一本集专业性、权威性和指导性于一体的影像学书籍，适合广大影像科医务人员阅读，也可作为临床医务人员选择影像检查方法、学习疾病影像表现的参考书。

图书在版编目（CIP）数据

临床影像诊断与核医学技术 / 曹艳等主编. --上海 ：
上海交通大学出版社，2023.12
ISBN 978-7-313-29362-6

Ⅰ．①临… Ⅱ．①曹… Ⅲ．①影像诊断②核医学
Ⅳ．①R445②R81

中国国家版本馆CIP数据核字（2023）第169948号

临床影像诊断与核医学技术
LINCHUANG YINGXIANG ZHENDUAN YU HEYIXUE JISHU

主　　编：曹　艳　杨欢欢　王　锋　刘志品
出版发行：上海交通大学出版社　　　　　　　地　　址：上海市番禺路951号
邮政编码：200030　　　　　　　　　　　　　电　　话：021-64071208
印　　制：广东虎彩云印刷有限公司
开　　本：710mm×1000mm 1/16　　　　　　经　　销：全国新华书店
字　　数：213千字　　　　　　　　　　　　印　　张：12.25
版　　次：2023年12月第1版　　　　　　　　插　　页：2
书　　号：ISBN 978-7-313-29362-6　　　　　印　　次：2023年12月第1次印刷
定　　价：198.00元

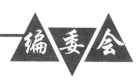

前言

　　医学影像学是应用医学成像技术对人体疾病进行诊断,以及在医学成像技术引导下应用介入器材对人体疾病进行微创性诊断及治疗的医学学科,是临床医学的重要组成部分。近年来,由于科学技术的飞速发展,医学影像检查领域日新月异,其中影像技术的发展尤为令人瞩目。医学影像诊断不仅包括过去的 X 线透视、照片,计算机断层扫描(CT),还包括现在的磁共振成像(MRI)等医学数字化成像。这些检查不仅能显示解剖图像,而且可以反映代谢功能状态,充分显示了影像诊断在临床诊疗中的作用和价值。面对不断发展的新技术和不断扩大的新诊疗范围,为了使影像科及临床各科医师以最经济、最便捷的方式获得最多和最直接的诊断信息,熟练掌握、灵活应用各种影像检查技术,我们特组织具有丰富临床影像诊断经验的专家共同编写了《临床影像诊断与核医学技术》一书,旨在反映医学影像学的发展现状,紧跟国际医学影像学发展趋势,强调临床影像诊断思维的培养。

　　本书先介绍了影像学概述和核医学成像;后对临床常见病的临床表现、病理生理基础、检查方法的选择、疾病的影像学征象等方面做了详细的介绍。本书在编写过程中注重将基础理论与临床实践相结合,内容翔实、重点突出、结构严谨、层次分明,既反映了当前医学影像学的发展现状,又结合了影像科医务人员丰富的临床经验,具有很强的时效性和实用性。本书是一本集专业性、权威性和指导性于一体的影像学书籍，适合广大影像科医务人员阅读，也可作为临床医务人员选择影像检查方法、学习疾病影像表现的参考书。

由于本书编者较多，编写风格不尽相同，加之学识水平及自身经验有限，书中存在的疏漏或不当之处，希望读者见谅，同时也欢迎同仁在阅读过程中提出意见和建议。

《临床影像诊断与核医学技术》编委会
2022 年 12 月

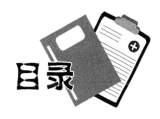

目录

第一章

影像学概述

第一节　影像学发展简史

医学影像学是利用疾病影像表现的特点在临床医学上进行诊断的一门临床科学。医学影像学技术包括 X 线、计算机断层扫描(CT)、超声扫描、磁共振成像(MRI)和核素显像等。在近代高速发展的电子计算机技术推动下,医学影像学从简单地显示组织、器官的大体形态图像发展到显示解剖断面图像、三维立体图像、实时动态图像等,且不仅能显示解剖图像,还可反映代谢功能状态,使形态影像和功能影像更为有机地融合在一起。介入放射学则更进一步把医学影像学推进到了"影像和病理结合""诊断和治疗结合"的新阶段。医学影像学中不同的影像技术各具特点,互相补充、印证,具有精确、方便、快速、信息量大等特点,在临床诊断与治疗中发挥着巨大的作用。

从 1895 年德国物理学家伦琴发现 X 线至今已有 120 余年的历史,X 线透视和摄片为人类的健康作出了巨大的贡献。而影像医学作为一门崭新的学科,近年来以技术的快速发展和作用的日益扩大而受到普遍的重视。在我国县级以上城市的大医院中,影像学科已成为医院的重要科室,在医院的医疗业务、设备投资、科研产出等方面具有举足轻重的地位。临床医学影像学的研究范围包括 X 线诊断、CT 诊断、MRI 诊断、数字减影血管造影诊断、超声诊断、核素成像及介入放射学等,担负着诊断和治疗两方面的重任,已成为名副其实的临床综合学科。

影像医学的发展历程可以归纳为以下 6 个方面:第一,从单纯利用 X 线成像向无 X 线辐射的 MRI 和超声的多元化发展;第二,从平面投影发展到分层立体显示,如 CT、MRI 及超声成像均为断层图像,可以克服影像重叠的缺点;第三,从单纯形态学显示向形态、功能和代谢等综合诊断发展;第四,从胶片影像向计算机图像综合处理发展,以数字化存储传输和显像器显示代替胶片的载体功能;第五,从单纯诊断向诊断和治疗共存的综合学科发展,介入治疗正日益受到重视;第六,从大体诊断向分子水平诊断、治疗方向发展,即从宏观诊断向微观诊断和治疗方向发展,如组织、器官功能成像和分子影像介入治疗等。影像医学的快速发展,既为本学科专业人员提供了良好的发展机遇,同时也提出了更高的要求。目前,影像学已逐渐分化形成神经影像学、胸部影像学、腹部影像学等二级分支学科,有利于影像科医师在充分掌握影像医学各种手段和方法后从事更加深入的医疗专业服务和科研发展。我国医学影像学发展虽起步较晚,但近20年正赶上影像医学大发展时期,国家从提高人民健康水平的大局出发,加大了从国外引进的先进仪器设备的投入。我国现已拥有数十万台 CT 机、数万台 MRI 机和数以百万计的超声设备,影像医学专业人员队伍不断扩大、水平不断提高,影像医学正进入一个大发展的新阶段。

影像医学的发展有其技术进步的基础和临床医疗的需求两方面的因素。首先,电子计算机技术的快速发展,使影像资料数字化,缩短了获取高质量图像的时间,并大大提高了影像的后处理能力,如图像的存储、传输、重建等。当前很多医院已实现了影像归档和通信系统。其次,特殊材料和技术的发展使 CT、MRI 和数字减影血管造影等高精尖设备能大批量生产以供临床使用。但归根到底是临床对影像诊断需求的提高起了主导作用。影像诊断各种方法均具有无创伤性的特点,且图像直观清楚,适应证广泛,使临床绝大多数患者均可通过影像诊断的方法作出定性、定位、定期和定量的细致评价,从而指导具体治疗方案的确定。因此,影像诊断方法的合理应用,可以大大提高综合医疗水平,从而指导临床制订正确的治疗方案。

第二节　影像学检查的类别

一、影像学检查的类别

医学影像学的范畴非常广泛,一般都是指 X 线检查、CT 检查、MRI 检查、血管造影和介入诊疗、超声检查、核医学影像等。这些检查技术,都有各自的特点,按照各自成像原理的不同,在临床上对于某些脏器或某些疾病特别有效。

二、各种影像学检查的共性

各种影像学检查,最初获得的都是影像资料。从影像到疾病诊断,需要阅片分析。分析的内容就是区分正常或异常,然后知道异常在哪里,有何特点。病灶影像的特点分析,包括影像大小、部位、病灶数量多少、密度或信号强度、内部特点、边缘特点、造影剂增强之后的变化特点、对周围脏器的影响等。通过这些分析,对照各脏器疾病谱特点,再结合临床表现,放射科医师就可以推断病灶的性质。这个过程就是定位和定性的推理过程。

所以放射影像的诊断过程,不是简单的设备打印出来诊断结果,而是要分析图像、结合临床来综合考虑、推断。

第三节　影像学检查的临床应用

一、各种检查方法对于病变显示的优缺点

如上所述,影像检查目前有 X 线检查、CT 检查、MRI 检查、超声检查、核医学成像,对于不同疾病的显示能力各有不同,但是任何一种检查无法取代另一种检查。这里就有一个如何合理选择检查方法的现实问题。

(一)X 线检查和 CT 检查

二者都是利用 X 线进行疾病显示,依靠的是形态学和密度的特点显示,任何疾病在病理上还没有形态或者密度变化时,X 线检查和 CT 检查就不可能显示。CT 检查显示疾病的能力远超过 X 线检查。例如,肝脏的肿瘤,可能在密度上较正常肝脏组织仅略微低一些,此时拍摄 X 线片无法显示这些微小的密度差别;而 CT 密度分辨率提高,可以显示这些微小的差别。但是,CT 也有局限性,如肝脏腺瘤、结节增生等病变,在 CT 扫描时因其密度与肝组织相仿而不被发现。再譬如,脑梗死早期,病变区域的形态和密度可能都还没有变化,此时虽然临床症状非常明显,但是 CT 检查可能没有阳性发现,CT 报告如果是"未见明显异常",一定要明白"未见到异常"不等于正常。熟悉各种病灶的病理解剖学特点对于检查

方法的选择非常重要。

X线检查和CT检查对于密度变化的显示非常敏感。在胸部,由于肺组织密度很低,如果肺组织中出现肿瘤,就非常容易被CT发现。组织中有高密度物质时,如尿路结石、病灶钙化、骨化等情况下,CT也非常敏感,对于脂肪瘤、畸胎瘤等,CT也具有特异性。

(二)MRI

MRI是一种无损伤性的检查技术,利用人体中氢原子在磁场中发生磁共振的核物理特征来成像。诊断疾病的依据是组织的MRI信号特点及器官形态改变。因此,氢原子含量非常重要,没有氢原子的组织,如钙化、结石、骨皮质,MRI上可能呈黑色而看不见,而软组织的病变,MRI非常敏感,如早期脑梗死、软组织损伤、软骨病变、盆腔病变、各种炎症或脓肿,MRI都是理想的选择。同时,MRI显示的是断层解剖图像,在形态学上也具有很大的优点,任何的形态学改变,如肿瘤占位、血肿导致器官结构改变、异常积液等,即使信号改变不显著,单凭形态学观察也不会漏诊。

由此可以看出,MRI与CT有着本质的不同,CT上没有显示的病变,可能在MRI可以显示,反之亦然。因此,对于病灶的病理特征的掌握,特别是病灶组织成分特点的了解,对于选择何种检查方法非常重要。

(三)超声成像

超声成像是利用超声波穿过组织时在不同组织界面上的声波反射特征来显像的。因此,组织之间的界面接触及组织的质地均匀性特征非常重要。含水丰富的组织,声波穿透性很好,反射波很少,表现为黑色,积液、囊肿、积血、脓肿,或者胆囊、肾盂、膀胱等囊性脏器,非常适合超声检查和检出病变。而结石、脂肪、骨骼、空气,由于界面超声反射显著,出现亮白的回波特征,也是显而易见。对于肺部、头颅、骨骼等脏器的检查,超声成像一般不适合。

超声的切面,在形态学上一般人不易很快熟悉,需要检查者严格按照规定的切面收集图像资料供病变特征分析。没有探查到的区域,就可能成为诊断盲区。

无损伤和动态快速显像是超声的特点。对于心脏搏动的动态观察和实时测量,超声具有很大的优势。彩色多普勒血流显像显示,对于血流特征分析和定量检测都是具有特征性的,发现血管狭窄也非常容易。

(四)核医学成像

核医学成像需要放射性核素药物的注射和等待药物浓聚,对放射性核素药物的依赖性非常强。检查的原理是以放射性核素药物在目标脏器中的浓聚情况来反映脏器的功能状态,解剖显示是次要的。当然,现在正电子发射计算机体层显像仪(PET/CT)将功能显示与 CT 形态显示密切结合,把核医学显像诊断的水平提升到了新的高度。

核医学成像具有放射性核素的辐射损伤危害性,在临床需要显示脏器功能时可以适当选择。有些器官有特殊功能,如甲状腺具有摄碘的功能,利用^{131}I 的放射性核素药物进行甲状腺形态和功能显示就非常有效。

二、不同临床情况下的影像检查方法选择

临床情况不同,对于检查方法的选择也会有不同的要求。一般的门诊患者,疾病发展缓慢,医师选择检查方法时可能较多考虑安全、无损伤、简便易行及价格优势。而对于急诊患者,时间就是生命,要选择非常快速、准确的检查方法。因此,如何正确选择影像诊断技术,既要做到尽可能早期诊断而不耽误患者的宝贵时间,又要考虑尽量降低人力、物力的消耗量,减轻患者的损伤和痛苦,需要临床急诊科医师和放射科医师对影像医学各种方法的详细了解及有效配合,也有可能进行必要的协商,具体应注意以下几个方面。

(1)要充分考虑急诊患者的病情,以抢救患者为第一需要。所有检查必须在生命体征稳定后才能进行,应避免等待检查或过分强调检查质量而耽误宝贵的抢救时间。

(2)要选择对某一疾病具有很高的诊断敏感性和特异性的方法。因急诊患者时间有限,要打破常规检查步骤的束缚,及早建立诊断,如颅脑外伤患者,可先做 CT,需要时再拍 X 线片,胆囊炎、胆石症者宜首先选择 B 超检查,急性心肌梗死时做冠状动脉血管造影既可快速有效诊断,又可同时进行必要的介入治疗。所以,临床医师必须熟悉各种检查手段的特点,少走弯路、节约时间就是给患者多一点挽救生命及治愈的机会。

(3)要合理评估各种检查结果的实际价值。每一种检查方法都有其诊断疾病的特殊之处,也就是可能对某些疾病的特异性和敏感性特别高,而对另一些疾病的诊断价值有限,正确认识各种检查方法的特异性、敏感性、阳性预测值和阴性预测值才能正确选择合理有效的检查方法,事半功倍。

(4)各种检查方法的合理应用尚需考虑其无损伤性、简便实用性和快速有效性。一般应选择节省时间、方便、经济、无射线及无痛苦或损伤的检查方法,以最快捷、最经济、最简单的方法解决问题。

三、各系统疾病的特点对于检查方法选择的影响

各系统的特点是显著的,由于各种检查技术各自的特点,其应用方面的局限

性和优点都是需要在选择检查方法时候适当考虑的。

(1)胸部和骨骼都是自然密度对比良好的脏器,X线检查和CT检查是非常好的选择。对于绝大多数胸部和骨骼疾病而言,X线检查和CT检查都可以获得很好的病变显示,骨骼和胸部的外伤、骨折、肿瘤、炎症,基本在X线检查中就得以定位和定性诊断,CT检查只是在适当时补充检查而已。在特殊情况下需要显示胸壁或四肢的肌肉、软组织、关节软骨等,MRI检查可以是很好的补充。骨骼的转移性肿瘤全身筛查,核医学全身骨骼成像是很好的检查方法。

(2)头颅和椎管等区域的神经系统疾病结构复杂,骨骼不规则,X线检查常不能很好地显示其中的软组织结构,这些部位CT和MRI检查是必不可少的。

(3)腹部的实质脏器主要是肝、胆、脾、胰、肾和肾上腺,都是软组织结构,X线检查基本没有诊断价值。超声是很好的检查方法,腹部没有骨骼遮挡,显像清晰。CT和MRI也是很好的检查方法,在许多情况下可以显示疾病和作出定性诊断。对胃肠道的疾病,目前胃镜和肠镜的普遍应用使得早期发现病变变得非常容易。但是,胃肠道的造影检查在显示疾病范围、功能状态、狭窄程度和与周围脏器有无粘连方面,有很大的价值。

(4)心脏是运动的脏器,心脏形态学显示基本依靠超声检查。冠状动脉的无创显示和诊断是CT血管造影应用的亮点。核医学成像在显示心肌梗死之后的病变区心肌活性方面具有独特的价值。

(5)盆腔病变从前主要依赖于超声检查,但是随着MRI的普及,已经证明MRI具有许多优点,同样是无创伤性的,显示的图像非常清晰,切面规则,组织对比显著,也经常可以显示病灶的特征性信号而作出定性的诊断。

(6)乳腺癌发病率在不断上升,目前乳腺疾病的检查基本依靠乳腺钼靶X线检查、超声和MRI检查,以MRI增强扫描最为敏感和准确。

四、不同疾病类别对于检查方法选择的影响

疾病主要可以分为肿瘤、炎症、外伤、血管性疾病、先天性变异、代谢性和免疫性疾病等种类。这些疾病中,目前以血管性疾病和肿瘤性疾病的死亡率最高。这些疾病在临床诊疗中选择检查方法也有一定的规律。

(1)肿瘤性疾病是新生的占位性病变,一般会推压周围脏器导致形态改变。病灶血供丰富,骨骼系统的肿瘤导致高密度的骨骼组织密度减低,X线检查不是检出肿瘤的好方法。一般而言,胸部肿瘤以CT检查最佳,其他部位,CT和MRI不分上下,有互补性。增强检查对于鉴别肿瘤的性质有很大的价值。超声在腹部肿瘤、盆腔肿瘤等诊断中非常有价值。而PET/CT则对于肿瘤的早期检出和定性具有决定性的作用。

（2）血管性病变一般不适合 X 线检查,血管造影检查一般都只是在介入治疗之时为了明确病变程度而进行,单纯性的诊断性血管造影目前基本不做了。CT 血管造影和磁共振血管成像在这方面基本代替了有创伤的血管造影检查。目前临床上普遍使用的 MRI 弥散成像,能够在脑卒中发病后 30 分钟左右明确显示缺血后脑组织水肿,对疾病的及时准确诊断和预后具有决定性作用。超声在诊断一些较为浅表的血管是否狭窄方面具有重要的价值,准确率很高。腔内超声诊断血管病变具有非常准确的效果,但是由于有创伤和价格较贵等原因,不够普及。

（3）X 线检查诊断骨关节损伤有一百多年的历史,目前仍是一种不可或缺的重要手段,CT 检查对复杂部位的骨折或不全性骨折的诊断具有决定性的作用,而软骨或半月板损伤、韧带或肌腱撕裂及软组织挫伤或血肿等的诊断,应用MRI 技术可获得良好的效果,内脏的损伤应根据脏器不同选择超声、CT 等技术方能显示病变的位置、形态和程度。

（4）感染性疾病在急诊中占有较大的比例,特别是肺炎,临床上最常见,X 线检查,甚至透视,就可以明确疾病的存在与否及炎症累及的范围和严重程度。诚然,大多数患者根据临床表现、体征及常规化验检查即可确立感染的诊断,影像学检查一般不能否定临床诊断,也难以作出病原学诊断,所以,在临床诊断确立后就应开始积极治疗,避免因等待检查而耽误治疗。但是,影像学检查在明确病变程度、范围及与其他病变的鉴别诊断中具有独特的重要作用,有些特殊感染在影像学上具有特征性的表现,甚至可作出诊断,及时应用影像学检查手段对明确病情非常有益。目前,超声、CT、MRI 的广泛应用,使感染性疾病的诊断从定性诊断走向更精确的定位和定量诊断。

第四节　基本阅片方法和疾病诊断思路

一、影像学检查的阅片观察步骤和内容

（一）正常解剖影像表现

观察前要对正常解剖影像做到心中有数,这样才能有的放矢地观察病变,同时也要认识正常解剖的异常表现及解剖变异。

(二)阅片观察步骤

影像学诊断过程是阅片脑力劳动的过程,影像学医师通过观察图像汇总的正常和异常的征象来分析可能的疾病诊断。一般来说,阅片要遵循一定的步骤,按部就班进行才不至于遗漏观察。譬如,在阅读胸部 X 线检查时,可以遵循"ABC"的步骤,A 指腹部,就是先看胸部 X 线检查上涵盖的上腹部情况,包括膈下有无游离气体、胃肠道有无扩张积气、有无结石影等。然后再看 B,就是骨骼、肋骨、胸骨、肩胛骨、脊柱、锁骨,附带看一下软组织。最后看 C,就是胸腔,看其中的胸膜、纵隔、心脏大血管、两肺。这样就不会遗漏,但是这些步骤应该适合个人习惯,不能单一规定。

(三)病变分析要点

1.病变的位置和分布

临床常见疾病大多有其好发部位,如骨肉瘤好发于干骺端,骨巨细胞瘤常位于骨端,肺结核好发于两肺上叶及下叶背段等。

2.病变的数目和形状

如肺或肝内单发病灶则应考虑为原发性肿瘤等;多发病灶常为转移性肿瘤;肺内结节或肿块常为肿瘤,而炎症多为片状或斑片状影。

3.病变边缘

一般良性肿瘤、慢性炎症和病变愈合期,边缘锐利;恶性肿瘤、急性炎症和病变进展阶段,边缘多不规则或模糊。

4.病变密度/信号/回声

病变组织的密度/信号/回声可高于或低于正常组织,如肝癌 CT 上可呈低密度;MRI 图像上 T_1WI 呈低信号,T_2WI 呈高信号;超声呈低回声。良性病变密度/信号/回声常均匀,恶性病变密度/信号/回声常不均匀,取决于其中有无钙化、液化、空洞、出血等。

5.邻近器官组织的改变

如肺内肿块,根据邻近胸膜有无累及,肺门淋巴结有无肿大,可以判断其良、恶性。

6.器官功能的改变

主要是观察心脏大血管的搏动、胃肠道的蠕动、膈的呼吸运动等,有时是疾病早期发现的依据之一。

二、影像学阅片后推断疾病性质的思路

阅片只是观察影像上的正常结构和异常征象。发现异常，就要分析推断是何种疾病。任何患者生病后所表现出来的异常征象，不可能与书本上介绍的内容一模一样。而且，如果发现异常，片子是不会直接说明这是什么病，也没有计算机具备推断疾病诊断的能力，而是要依靠放射科医师凭借知识和经验积累来判断的，这里有个思维方法的问题。

首先，要根据征象推断病理组织的组织类型，如是否是软组织，其中有无脂肪组织、坏死组织、出血等。然后，一般要根据病理解剖和病理组织学的特点，结合发生病变脏器常见的疾病，来逐一对比当前的疾病征象，更多的是符合哪一种疾病，逐一分析哪种疾病符合的征象多，哪种疾病符合的征象少，这样就会有一个初步的影像诊断。最后，要结合临床表现的特点，如临床有无发热，实验室检查如何，病程发展情况，也包括年龄、性别等情况，综合推断哪一种疾病可能性大。

三、临床病史资料特点与影像学检查的阅片诊断的相关性

如前所述，影像学诊断要结合临床。临床许多情况下都会存在同病异影、异病同影的现象，因此单凭影像学表现来直接诊断是不行的。譬如在肺部发现一团块影，如果该患者只有15岁，则肿瘤的可能性就较小，但如果是一中老年患者，则首先需排除恶性肿瘤；如患者病程短，同时有发热、白细胞计数增多，则首先考虑炎症；如患者病程较长，团块影逐步增大，则首先要考虑恶性肿瘤。因此，医学影像学是一种需要密切结合临床表现来综合分析的临床学科。

第二章

核医学成像

第一节　核医学成像概述

随着医疗技术的快速发展,医学临床实践已经从感官(视、触、叩、听)主导的传统诊疗模式进入到以解剖影像(X线影像)为主导的现代诊疗模式,并将进入到以分子影像技术为主导的未来诊疗模式。多排螺旋快速 CT、高磁场强 MRI、快速高清 PET/CT、SPECT/CT 以及 PET/MRI 等先进医学影像技术,目前已经进入现代医学从诊断到治疗等各个层面,全方位改变人类对疾病发生、发展的认识,并成为现代医学临床实践必不可少的重要工具。

核医学成像是一种通过放射性核素进行特异性靶分子标记(分子探针),并利用所标记放射性核素释放出来的 γ 射线进行成像的一种分子影像技术,是分子影像的一个重要组成部分。核医学影像技术通过对特异性靶分子在生物机体内的分布,以及特异性靶分子在疾病发生、发展过程中作用的显示,从而指导临床对疾病进行有效诊断和治疗。因此,当我们在临床实践中选择核医学诊断技术时,不仅需要知道如何应用特异性靶分子的成像技术,而且需要知道特异性靶分子在某种疾病的病理生理过程中的变化,然后才能够正确解读和理解核医学图像。

一、核医学成像技术

核医学分子影像技术的目的就是对期望的人体内部特定分子靶点进行特异性标记成像。分子影像技术至少有 2 个关键部分,即分子探针和高灵敏的探测技术。分子探针能与体内特异性分子靶点结合,使之显现并被探测,是实现分子影像的首要条件。分子探针的构建决定着分子影像的特异性,基本要求包括:①与靶分子有高度的特异性与高亲和力;②能够穿过人体内相关的生理屏障,高效、高浓度到达靶细胞,并实现信号放大;③具有生物相容性及稳定性,并能参与人体相应的生理代谢、免疫或受体结合、基因表达等相互作用及反应性过程。分子探针的构建是分子影像学研究的关键环节,涉及多个学科领域,是该领域最热点、最前沿的问题,也是最变化莫测、最能展现突破的研究课题,更是转化医学最为基础的应用工具。

核医学分子影像第 2 个关键部分是高灵敏的探测技术,目前常用的分子影像探测设备,主要是核医学的 SPECT/CT 和 PET/CT,可以对放射性核素释放出来的 γ 射线进行断层显像。放射性核素可以标记参与人体活动所需的代谢底物(如葡萄糖、嘌呤或嘧啶、脂肪酸、氨基酸等)、特异性抗体或受体的配体或寡核苷酸等分子化合物构建特异性探针。当此类探针引入人体后,可利用成像设备实时定量观察一定时间内核素标记的相应分子在体内的分布、代谢、排泄等动态变化。根据核医学分子成像设备的不同,以及特异性分子探针在生物机体中代谢模式或疾病病理生理过程中作用的不同,核医学基本成像技术可以分为以下几种类型。

(一)单光子成像和正电子成像

根据显像设备和图像采集原理的不同,核医学成像技术可以分为单光子成像和正电子成像。

1.单光子成像

主要指通过 γ 相机或 SPECT 显像设备对放射性核素释放的 γ 射线进行采集处理的成像技术。目前,在单光子成像中应用最普遍的放射性核素是^{99m}Tc,其释放的 γ 射线能量约为 140 keV。

2.正电子成像

主要指通过 PET 或双探头 SPECT 显像设备及符合采集原理,对发生正电子衰变的放射性核素经过湮灭辐射产生能量为 511 keV 的一对 γ 射线进行同时采集的成像技术。由于发生正电子衰变的放射性核素多为生物体组成的基本元素如碳、氮、氧等元素,能够真实地反映生物体的生理、生化过程。因此,正电子显像技术在生命现象的研究中具有非常重要的价值。目前,在正电子成像中应用中最为普遍的放射性核素是^{18}F 和^{11}C。

(二)平面显像、断层显像和全身显像

1.平面显像

平面显像即二维成像,是指通过成像设备(如 γ 相机或 SPECT)对靶器官单

一方向所有释放的 γ 射线进行采集的成像技术。目前,平面显像在临床核医学中的应用仍是相当普遍。平面显像可以简单快捷地反映靶器官的功能表现。但是,平面显像对单一方向前后位置的放射性 γ 射线并不能在图像中进行甄别。在临床应用中,根据显像目的一般还需要进行多方位平面显像。

2.断层显像

断层显像是一种三维成像技术,是指通过成像设备(包括 SPECT、PET)对靶器官所释放的 γ 射线进行多平面采集,并应用计算机对所获得多平面采集信息进行投影、重建等图像处理技术进行处理,不仅可以获得靶器官的横截面、冠状面和矢状面等三维断层图像,还可以通过图像处理获得任意方向断层图像及三维立体图像,可以更为清晰、细微显示靶器官或靶病灶的功能。由于断层显像需要进行多平面采集,因此采集时间相对平面显像要长,对计算机的运行速度要求也更高。

3.全身显像

全身显像是指通过成像设备对引入机体内的放射性核素所释放的 γ 射线进行全身采集的成像模式。全身显像也是一种连续位置平面图像采集处理后图像,在核医学中应用较为普遍,如全身骨显像、全身肿瘤显像等。其优势是可以通过一次成像了解放射性药物在全身的分布情况。

(三)阳性显像和阴性显像

1.阴性显像

阴性显像,又称"冷区"显像。核医学图像中病灶显示为特定放射性药物摄取减低或缺损的一种成像方法。主要应用于显示功能减低或失去正常功能的局部组织。特定的靶向性放射性药物能够被正常功能的组织器官摄取,在图像中表现为高放射性背景;而功能减低或失去正常功能的组织不能摄取特定放射性药物,在图像中表现为冷区。目前,阴性显像主要应用在反映脏器功能和血流灌注等方面。

2.阳性显像

阳性显像,又称"热区"显像。核医学图像中病灶显示为特定放射性药物摄取增加的一种成像方法,主要应用于显示病变组织。特定的靶向性放射性药物被病灶组织摄取,在图像中表现为热区;而病灶周围的正常组织或器官并不能摄取特定放射性药物,在图像中表现为低放射性或无放射性背景。目前,阳性显像主要应用在反映具有异常功能的病灶。

(四)静态显像、动态显像和门控显像

1.静态显像

静态显像指通过成像设备在一个时间点对靶器官所有释放的 γ 射线进行采集的成像技术。静态显像选择的时间点一般是在特定的靶向放射性药物被靶器官或靶病灶摄取达到高峰或相对稳定,且与非靶器官或靶病灶组织的放射性药物摄取比值(靶本比)达到足以在图像中清晰显示病灶的时候。由于静态显像可以根据需要采集足够的放射性计数,图像较为清晰,分辨率较高。

2.动态显像

动态显像指通过成像设备对靶器官所有释放的 γ 射线进行连续时间点采集的成像技术。动态显像是核医学成像的一个优势,可以反映特定放射性药物被靶器官随着时间变化进行摄取和洗脱的动态变化过程,非常适用于脏器功能的判断。而且,通过建立数学模型,还可以对动态显像数据进行定量分析。

3.门控显像

门控显像是指通过机体生理信号触发模式采集进行门控。例如通过心电图的 R 波触发 R-R 间期内等时进行采集。这种门控采集一般需重复采集数百次,将各次采集到的相同时间的信息都按像素贮存,当计数足够时停止采集,从而重建出具有门控信息的图像。门控采集可以减少生理运动所带来的伪影,增加图像分辨率,并可以通过计算获得功能参数。如通过心脏门控采集可以在了解心肌缺血的同时,获得左心室射血分数等参数。

(五)早期和延迟显像

1.早期显像

早期显像指靶向放射性药物引入体内后的第一个时间点进行图像采集的成像方式。显像的时间点与放射性药物的显像原理密切相关。

2.延迟显像

延迟显像是相对早期显像而言,是指在靶向放射性药物引入体内第一个时间点进行显像后,经过一定时间后再次进行图像采集的成像方式。延迟显像的目的主要是改善早期显像对于病灶性质判断的不足。

(六)静息和负荷显像

1.静息显像

静息显像是指基础状态下,通过成像设备对靶器官所有释放的 γ 射线进行采集的成像技术。核医学大部分成像方法均是在静息显像。

2.负荷显像

负荷显像也称为运动显像,是指在运动或药物介入状态下采集靶器官放射性分布的成像方式。一般与静息显像联合使用。负荷显像主要用于脏器储备功能的检查,可以检测静息显像时不能发现的病变。

二、核医学图像处理与分析

随着技术的发展,核医学图像目前已经成为一种集解剖、形态、功能、代谢等信息为一体影像学方法。通过对图像的分析,既可观察到靶器官的形态、位置、大小和放射性的分布状况,又可通过定量分析计算靶向放射性药物在靶器官的摄取、洗脱等动态信息,获取反映脏器血流、功能和代谢状况的参数。真实而清晰的核医学图像是进行准确分析和定量的基础,也是实现核医学成像准确进行临床诊断的基础。包括对显像目的的分析,患者显像前的准备、显像药物的选择、图像采集参数的选择以及合适的图像处理参数的选择等。

(一)显像目的分析

核医学显像是一种特异性的显像技术。患者显像目的直接决定着选择哪一种类型的核医学成像技术。如一位冠心病患者,如果需要评价心肌是否存在缺血,可以选择血流灌注显像;如果需要评价心肌是否存活,则可以选择心肌代谢显像;如果需要评价心肌功能,还可以选择心脏受体显像。因此,在对患者进行显像前,我们必须对患者所患疾病的发生过程和状态进行充分的了解,然后选择合适的核医学成像技术,这样才能真正满足临床诊断需求。

(二)检查前准备

核医学显像是一种功能性的显像技术,可以在靶器官发生结构改变之前就显示出来。核医学显像前准备可以排除生理或病理干扰因素,获得满意的图像。因此,对于核医学显像前患者的准备非常重要。如临床应用葡萄糖代谢显像对肿瘤病灶进行判断时,为了使病灶能够更多地摄取放射性药物^{18}F-FDG,则需要空腹 4~6 小时保持血糖在正常水平。如果应用葡萄糖代谢显像对心肌存活进行判断时,显像前则需要进行胰岛素负荷,从而使心肌细胞可以更多地摄取放射性药物^{18}F-FDG。

(三)显像药物的选择

核医学显像是分子水平的显像技术,特异性的放射性药物是核医学成像的基本条件。选择合适的放射性显像药物也是核医学成像能够进行临床诊断的关键。一般而言,应选择具有适宜的 γ 射线能量,靶/非靶比值高、具有稳定的靶组织滞留时间的显像药品。如 ^{201}Tl 和 ^{99m}Tc-MIBI 均可以进行心肌灌注显像,但由于 ^{201}Tl 能量较低,半衰期较长,获得的心肌灌注图像清晰程度较 ^{99m}Tc-MIBI 图像质量明显要低。因此,目前临床进行心肌灌注显像时,主要采用 ^{99m}Tc-MIBI。

(四)图像采集参数的选择

采集足够的放射性计数是实现优质核医学图像的关键因素之一。选择合适的图像采集参数对于提高图像信噪比,减少图像伪影具有重要意义。图像采集参数主要包括准直器的选择、能窗和能峰的选择、矩阵的选择、采集时间和采集速度的选择等。如应用 ^{99m}TcO$_4$ 进行甲状腺平面显像时,根据甲状腺的大小和 ^{99m}TcO$_4$ 进入甲状腺组织的速度,一般认为选择低能高分辨准直器,20% 的能窗,128×128 的矩阵,总计数达到 500 k 以上可以获得优质的甲状腺图像。

(五)图像处理参数的选择

图像处理与分析参数的选择对实现优质核医学图像也是非常重要。平面图像处理过程主要包括图像重新采样、图像空域处理、图像平滑、图像锐化以及图像频域处理等因素。动态图像处理包括对动态图像显示、定量分析处理和参数图像产生等因素。断层图像处理包括图像重建、图像切层以及衰减校正等因素。一般而言,临床需要根据图像采集所获得的放射性计数、靶器官的大小和显像类型对图像处理参数进行优化,从而获得一幅优质的核医学图像。

(六)图像分析参数的选择

图像获取后,如何对图像进行分析也是有效进行临床诊断的基础。目前,图像分析方法主要包括视觉分析法、半定量分析法以及绝对定量分析法。

1.视觉分析法

视觉分析是最简单的方法,主要指临床医师通过目测观察核医学图像中靶器官或靶病灶摄取放射性药物的分布,以及与周围组织的对比情况。由于主观性太强,并不适用于需要客观定量评估方法的临床试验。

2.半定量分析法

半定量分析方法主要是利用感兴趣区技术对靶器官或靶病灶的放射性摄取程度进行分析。包括靶病灶/非靶组织的放射性药物摄取比值(T/NT)和标准摄取值(standardized uptake value,SUV)两种方式。其中标准摄取值是目前 ^{18}F-FDG PET 显像临床应用最为广泛的半定量分析法。

3.绝对定量分析法

根据放射性药物在体内的清除特征,建立房室模型和进行动态采集,可以在体内进行组织内示踪剂的放射性活度绝对测量,灵敏度高,能够在很短的时间内对放射性分布的变化进行准确定量,获得显像剂反映的生化、生理和药理特征。如葡萄糖类似显像剂 ^{18}F-FDG 在体内清除规律符合三房室四参数模型,通过动态采集后可以获得靶器官的绝对葡萄糖代谢率,并能够观察葡萄糖代谢的不同环节,如葡萄糖转运、磷酸化与去磷酸化等。但由于绝对动态定量分析需要动态采集模式,显像所能够覆盖病灶的区域也仅仅一个床位(15～20 mm),还需要有创采集动脉血样,因此,目前在临床实践中受到限制。

三、与其他影像技术比较

核医学影像与 X 线、CT、MRI 和超声成像的基本原理与方法不同,但最终都是以图像分析达到诊断和鉴别诊断疾病的目的。因此,了解各种其他影像技术的优势,对于综合应用影像学技术对疾病最终诊断具有非常现实的临床意义。

核医学成像是一种通过放射性核素进行特异性靶分子标记(分子探针),并利用所标记放射性核素释放出来的 γ 射线进行成像的一种分子影像技术。因此,核医学显像是一种特异性的显像技术。核医学影像可以显示放射性药物流经或选择性聚集在靶器官内的动态和(或)静态分布状况,显示器官或组织的功能和生理生化方面的变化并提供有关脏器和病灶的功能、血流和代谢情况,因此,核医学影像又是一种功能性显像技术。另外,核医学影像能够通过动态采集技术和定量分析技术,获得定量或半定量诊断参数,这些数值能客观地评价病灶部位的放射性变化,更为精确地分析病变性质。因此,核医学显像又是一种定量显像技术。核医学影像所使用的 ^{11}C、^{13}N、^{15}O 及 ^{18}F 等放射性药物,多为生物体组成的基本元素。可以反映组织细胞内分子水平的化学及代谢改变,从分子水平的角度解释图像和诊断病变。因此,核医学影像是一种分子水平的显像技术。目前,分子影像、精准影像、定量影像已经成为医学影像发展的重要方向。

X-CT 显像技术是以不同组织密度对 X 线的衰减为基础。其基本原理是通过高压电流冲击球管产生一束高度准直的 X 线穿透人体的靶器官进行采集。因此,X-CT 显像是一种透射型显像技术。由于人体靶器官的各个组织的密度不同,对透过的 X 线的能量的吸收亦不相同,通过计算机处理后可以计算出靶器官内不同部位和深度的各个点的 X 线吸收系数值,形成靶器官的横断层解剖结构图像,其分辨力较核医学影像明显要高。因此,X-CT 显像也是一种结构性成像技术。

MRI是利用原子核固有的自旋特性,在射频场的作用下产生磁共振。各种器官组织及病变组织均具有一定纵向弛豫时间(T_1)、横向弛豫时间(T_2)和质子密度(P)的差别,可获得多参数成像和多方向切层成像。磁共振在分子影像中的优势在于高空间和时间分辨率,可同时获得三维解剖结构及生理、病理、代谢、血流灌注等信息。MRI不仅可以组织的多种物理、生理特性作为成像对比的依据,而且,MRI可以在MRI图像上可显像的特殊分子作为成像标志物,对这些分子在体内进行定位,从而达到分子水平的诊断。而与核医学影像相比,其分辨率较高,但受到灵敏度的限制。

MR分子成像主要为临床前研究,少数试用于临床,包括凋亡显像、肿瘤血管生成、神经递质递送和干细胞移植检测等。MR显微成像技术利用小型高场或超高场磁共振设备成像,可显示活体代谢过程。MRS能提供组织及病变内生化代谢信息的无创性检测方法,可测量细胞内外一系列重要生物物质的浓度,未来可能用于区分良恶性脑肿瘤,鉴别肿瘤类型,了解恶性肿瘤的分级和预后,观测肿瘤的治疗反应等。PET/MRI融合设备的问世,将MRI、MRS和放射性核素成像结合为一体,能更特异性地精确显示疾病的病理生理过程,未来将可能成为最具发展前景的分子影像设备。

超声影像是应用超声波在组织中传播时,与机体不同形态、结构作用后的声学信息,经计算机处理后获得的声像图。各种器官组织及病理组织都有其特定的声阻抗和衰减特性,可获得不同类型和特点的声像图,为诊断提供信息。超声影像应用相对简单,分辨率高,在小器官的诊断以及筛查方面具有优势。近年来靶向性微泡造影剂及纳米级微粒造影剂已成为该领域的热点,并试用于心血管、肿瘤等的靶向诊断,血栓、动脉粥样硬化斑块等的治疗和药物基因的输送等。

光学分子成像具有无创伤、无辐射、高敏感、可实时成像等优点,对浅表软组织分辨高,可凭借软组织对光波的不同吸收与散射识别不同成分,获得功能影像信息。主要包括弥散光学断层成像、共聚焦成像、表面聚焦成像、表面加权成像、近红外线光学断层成像及双光子成像等。但因组织穿透能力较低,目前主要用于小动物的分子影像研究,评价抗原和抗体结合、转基因以及基因表达等。

四、分子影像技术的融合——多模式显像将成为趋势

上述分子影像技术各有优势,但也存在相应的局限性,而彼此优势的融合已成为当今分子影像设备发展的潮流。最成功的应用是SPECT/CT和PET/CT

一体机,有效解决了 PET 及 SPECT 对代谢与功能异常部位的精确解剖定位不足;同时通过 CT 的衰减校正,明显提高了 PET 及 SPECT 图像质量与定位精确性,使之成为新世纪当之无愧的革命性技术,在临床肿瘤、心血管以及神经系统和精神疾病等领域的诊断和治疗指导中产生了不可替代的作用。

但是,PET/CT 仍有其明确的缺陷,即难以实时采集两种图像及 CT 的大剂量辐射等,而 MRI 比 CT 具有更好的软组织对比度及功能和代谢显像能力,并具有进行全身同步显像的技术潜力,可以说,PET/CT 是真正的双模式显像,而 PET/MR 则可能成为最具潜力的多模式显像技术,因为它将结合 PET 的功能、代谢、分子显像以及 MR 的功能解剖显像,如血氧水平依赖(BOLD)MRI 成像,MRI 功能成像,MR 弥散成像,MR 灌注成像,MR 弥散张量成像以及活体磁共振能谱(或称 MR 波谱成像)等。并且临床同步全身扫描 PET/MR 显像技术将全面开发解剖性 MRI 技术在软组织高分辨率方面的潜能。随着它在探测仪器、分辨率、灵敏度上的不断改进,相信在不久的将来,不断改进与完善的临床型 PET/MR 将应用于临床。

此外,核医学 SPECT,PET 作为分子影像中最重要的设备,将可能与 CT,MRI,超声(US),光学显微图像(OI),荧光显像和生物发光显像等显像技术顺序或同步的互补信息和影像融合,为在体研究提供更多更重要的实时立体化信息。如 SPECT 和 PET,PET 和 OI 或 MRI,或 3 种及 4 种设备融为一体,实现真正意义上的多模式实时分子显像设备。

第二节 常用放射性药物的特点及来源

一、放射性药物及主要种类

作为示踪剂应用于诊断和治疗的开放性放射性核素及其化合物和制剂称为放射性药物。核医学显像中的放射性药物用量非常小,不依靠普通药物所具有的药理作用,而是依靠所荷载的放射性核素起到诊断作用。

诊断用放射性药物有体内和体外使用两种类型。

显像用放射性药物供体内使用,包括离子类放射性药物(如 $Na^{99m}TcO_4$、$Na^{131}I$、$Na^{18}F$ 等)、放射性胶体和颗粒(如 ^{99m}Tc-硫胶体、^{99m}Tc-大颗粒聚合白蛋白等)、放射性标记化合物(如^{131}I-马尿酸、^{99m}Tc-DTPA、^{99m}Tc-HIDA、^{99m}Tc-MDP等)。

供体外使用的主要是体外诊断试验所用的放射性试剂,包括体外放射分析法所需要的一些放射性试剂(如^{125}I-T_3、^{125}I-胰岛素等)。

治疗用放射性药物主要包括组织选择性治疗药物和放射性胶体,如治疗甲状腺功能亢进症的^{131}I、治疗慢性白血病或真性红细胞增多症的^{32}P等。

二、放射性药物的主要特点

放射性药物的特点可从"放射性"和"药物"两方面来理解。

(一)放射性核素的特点

1.物理半衰期

半衰期在数十分钟至数天之间的放射性核素最适合显像使用。过长的半衰期一方面会增加患者内照射的时间,使其接受较大的辐射剂量;另一方面还会带来放射性废物处理上的困难以及患者的活动所带来的环境污染问题。

对治疗用放射性药物而言,其在体内的有效半衰期必须足够长,使病灶能浓聚足够的放射性药物,而核素的半衰期直接影响放射性药物的有效半衰期。

2.射线的种类和能量

显像用γ射线的能量在$100\sim400$ keV最佳。能量太低时,射线易被机体所吸收,使探测效率降低;能量太高则探测器的准直效果不好,影响仪器的空间分辨率。显像放射性核素最好不发射或少发射β射线以及内转换电子或俄歇电子等,以减少对患者的辐射剂量。发射纯γ射线的同质异能素(如^{99m}Tc)在核医学显像中有着最广泛的用途。

对治疗放射性药物,射线的种类和能量决定了射线在组织中电离密度和射程,射线射程短、电离密度高(如α粒子、β粒子和俄歇电子)的核素,杀伤病变细胞的能力强。

3.放射性比活度

放射性比活度简称比放,是单位质量或体积内的放射性活度。比放太低时,放射性药物的制备和使用都难以进行。

(二)药物的特点

放射性核素和它们的初始制备形态往往不能直接用于核医学治疗和显像,需要通过物理的、化学的或生物学的方法,将放射性核素的原子引入特定的化合物的分子结构中,制成放射性核素的标记化合物,才能应用。因此,对"放射性药物",可以理解为主要是指应用于核医学中的各类放射性核素及其标记化合物。

核医学显像放射性药物在"药物"方面的特点如下。

1.显像和示踪性能

显像剂在引入体内之后,在靶组织(即被显像的组织)有特异性浓聚,靶组织的摄取是相邻的非靶组织的 5 倍以上。血液清除时间短,能尽快通过各种途径进入靶组织,并在靶组织有合适的停留时间。显像剂在靶组织的正常组织与病变部位之间的摄取率有较大的差异。

2.制备特性

常选择易于制备的药物。制备方法多是"一步法"标记,即预先将标记过程中所需的除放射性核素以外的物质通过简单混合或使其产生预反应而制成放射性药物的半成品药盒,标记时只需将放射性核素加入,即可一步标记成功。已有许多不同种类的半成品药盒作为商品供临床应用。

3.稳定性

放射性药物的稳定性包括化学稳定性、辐射稳定性、标记稳定性和体内稳定性。

化学稳定性指其具有确定的、较为稳定的化学结构,使其在制备放射性药物的过程中和药物贮存过程中不易发生分解、氧化、还原等化学变化,生成复杂的副产物而影响药物的使用性能和有效使用期。

辐射稳定性指药物对自身辐射作用的耐受能力。辐射自分解是影响显像药物辐射稳定性的一个重要因素。辐射直接作用于放射性药物,引起分子的还原或断键降解,产生放射化学杂质或化学杂质,称为初级分解;溶剂吸收了射线能量而产生具有很强的化学反应性的游离基,通过这些游离基再与药物分子作用而使其发生分解,称为次级分解,其对显像药物辐射稳定性影响更大。

标记稳定性指放射性核素的原子或基团与化合物结合的牢固程度。显像药物多是标记牢固,不易因时间、温度、介质等条件的影响而脱落的标志物。一般说来,通过化学键的结合比其他形式的结合稳定。而在化学键结合中,键能越大越稳定。

体内稳定性指药物引入机体后,不会因为介质条件的改变或生物活性物质(如酶等)的作用而发生分解、变性或标记核素的脱落。

4.比活度

要有适宜的比活度,若比活度太低,则要加大用药体积才能获得足够的放射活度,但无限增大用药体积是不允许的。比活度也不是越高越好,比活度过高时,在满足使用总放射活度尽可能低的前提下,则会导致使用药物的化学量太低,不足以引起药物特定的生理生化作用。

三、放射性药物的来源

首先要获得合适的放射性核素,然后通过各种途径制备适合核医学使用的放射性核素标记化合物。

(一)放射性核素的生产

核医学中所使用的放射性核素几乎都是人工放射性核素,生产方式主要有反应堆生产和加速器生产两种。而在核医学科室中常用的放射性核素发生器,可以认为是一种特殊的放射性核素运输、存储和提取装置。

1.核反应堆生产放射性核素

核反应堆是实现可控制的重核裂变链式反应的装置。铀(U)、钍(Th)和镤(Pa)等重核皆能发生裂变,只要裂变时的中子增殖系数 K>1,即可实现裂变的链式反应。例如^{235}U 的核吸收一个中子后发生裂变,又放出两三个中子,除去消耗,至少还有一个中子能引起另一个^{235}U 核发生裂变,使裂变自行地进行下去。

有两种方式从反应堆中生产放射性核素,一是中子活化,二是分离提取。

链式反应使中子大量增殖,因而核反应堆是一个巨大的中子源。如果将适当的靶物质放入反应堆中,用中子照射,就能引起靶物质的活化,生产放射性核素。这种方式主要利用(n,γ)核反应,即靶物质原子核俘获一个中子,放出 γ 光子,生成一种新的放射性核素,如^{51}Cr,^{99}Mo 等。也可由(n,γ)反应的产物经过一个半衰期较短的 β 衰变或轨道电子俘获而产生,如^{131}I,^{125}I 等。

利用反应堆生产的放射性核素皆具有过多的中子,核内的过多中子会通过 β⁻ 衰变转化为质子,因而反应堆生产的放射性核素多是 β⁻ 衰变核素。

除利用反应堆的中子照射外,还可以从核燃料的裂变产物中分离提取出所需放射性核素。例如,^{235}U 的慢中子裂变产物有 300 种以上,质量数 72~162,原子序数 30(Zn)~65(Tb)。核医学显像常用的 43 号元素锝不存在天然同位素,制备这种元素的有效途径就是从裂变产物中提取,一吨天然铀在辐照 300 天,再冷却 100 天后,大约可以分离出 25 g 锝。裂变产物的化学分离和提纯过程比较复杂。

利用反应堆生产的放射性核素皆具有过多的中子,核内的过多中子会通过 β⁻ 衰变转化为质子,因而反应堆生产的放射性核素多是 β⁻ 衰变核素。

2.加速器生产放射性核素

加速器是一种加速带电粒子的设备,它不仅是研究原子核结构的重要设备,同时也广泛地应用于其他部门,在医学上,它被用于肿瘤的治疗和医用放射性核素的生产。

加速器有各种不同的类型,其结构和原理也不尽相同。目前在核医学中用来制备放射性核素的加速器主要是回旋加速器。一台回旋加速器由 4 个系统组成:①能够形成 $1 \sim 2$ T 磁场的常导磁体;②可将气压控制在 10^{-5} Pa 以下的真空系统;③可提供峰值电压为 40 kV 的高频系统(约 40 MHz);④将氢原子离子化为自由质子以及氘和 α 粒子的离子源。

回旋加速器使带电粒子沿着螺旋形轨道回旋加速,即带电粒子被加速电极加速,同时在磁场的作用下做圆周运动,使其运动轨道成为螺旋形。粒子不断获得能量而加速,最后轰击到终端的"靶"上,引起核反应,产生放射性核素。

加速器加速的粒子主要是质子、氘核以及 α 粒子,因而生产的放射性核素缺乏中子,一般以正电子衰变或电子俘获的形式衰变,使核内质子转变为中子。

加速器生产的放射性核素半衰期都较短,正电子衰变或电子俘获中一般都发射 γ 射线,所以它们在核医学中有着广泛的用途。特别是像 ^{18}F、^{11}C、^{15}O 和 ^{13}N 这样的正电子衰变核素,它们的稳定同位素是机体的主要组成成分,因而用处很大。几种核医学中应用的加速器生产的放射性核素为:^{18}F,半衰期 110 分钟,β^+ 衰变;^{11}C,半衰期 20.3 分钟,β^+ 衰变;^{13}N,半衰期 10 分钟,β^+ 衰变;^{15}O,半衰期 123 秒,β^+ 衰变。

3.放射性核素发生器

放射性核素发生器是一种能定期地从半衰期较长的母核中分离出其衰变产生的半衰期较短的子核的装置。要注意的是,虽然被称为放射性核素发生器,严格说来它并不是一种放射性核素生产装置,而仅仅是一种提取装置。核医学中所使用的放射性核素半衰期皆较短,运输和使用困难。放射性核素发生器以长寿命核素作为运输和保存形式,以短寿命核素为使用形式,结构简单、运输方便,在核医学中的应用广泛。各种放射性核素发生器特别是 ^{99}Mo-^{99m}Tc 发生器已成为核医学必不可少的装置。

^{99}Mo-^{99m}Tc 发生器中的 ^{99}Mo 的半衰期为 66 小时,衰变后,87% 成为亚稳态的 ^{99m}Tc,13% 为基态的 ^{99}Tc;^{99m}Tc 的半衰期为 6 小时,发射 140 keV 的 γ 射线;^{99}Tc 的半衰期为 2.1×10^5 年,衰变转变为 ^{99}Ru。

^{99}Mo-^{99m}Tc 发生器按其母体核素 ^{99}Mo 的来源和装柱工艺的不同可分为裂变吸附色谱和凝胶色谱发生器两种。^{99m}Tc 放射性活度峰值发生在洗脱后 23 小时,因此洗脱后 24 小时再次洗脱得到的 ^{99m}Tc 的放射性活度大约是前次洗脱的

80％。部分洗脱也是可行的,洗脱后 4.5 小时^{99m}Tc的放射性活度可达峰值的 50％,洗脱后 8.5 小时则达 75％。

(二)放射性药物的制备

在获得合适的放射性核素后,要通过各种途径制备适合核医学使用的放射性核素标记化合物。放射性药物的制备,就是通过各种途径(化学的、物理的、生物的)产生适合核医学使用的放射性核素标记化合物。其原理和操作复杂而多样。标记所用的放射性核素多是微量、低浓度,例如活度为 3.7×10^7 Bq(1 mCi) 的放射性核素^{99m}Tc,其质量仅有 0.19 ng。因而放射性药物的制备,要采用高产率、简便、快速的方法。在制备放射性核素标记化合物时,要对射线采取必要的安全有效的防护措施,如屏蔽、通风等。一般应在具有专门设备的放射化学实验室内进行。

制备放射性药物的方法有化学合成法、生物合成法、同位素交换以及热原子反冲标记法等。

化学合成法是一种应用化学反应的方法将放射性核素的原子引入所需的化合物分子结构中去的标记方法。化学反应种类多、机制多样,常见的反应类型如分解、化合、置换、加成、氧化还原,以及络合、沉淀等都可用于放射性核素的标记。因此这种方法具有应用范围广、产品比活度高、纯度好、标记位置容易确定的优点,是一种最重要和最常用的标记方法。其中的一些方法适宜于制成供一步法标记的放射性药物半成品药盒,例如核医学常用的^{99m}Tc 这种放射性核素,就有多种一步法标记半成品药盒。

第三节　核医学辐射防护

一、核医学辐射特点

(1)对患者主要是内照射(即放射性核素进入人体内产生照射);对医务人员主要是外照射(即放射性核素从人体外发射的射线对人体产生照射),但管理不当也可产生内照射。

(2)由于放射性药物在体内特殊的靶向分布,患者全身受照剂量小,个别器官、组织受照剂量高。

二、辐射防护目的

(1)保障放射工作人员、公众及其后代的健康与安全,保护环境不受污染,促进原子能事业的顺利发展。

(2)防止非随机效应(确定性效应)的发生,采取措施使个人剂量低于引起确定性效应的阈值。限制随机效应的总发生率,使其达到可接受的水平。

为了防止有害的确定性效应的发生,法规规定剂量当量限值,以保证工作人员和公众终身受到的照射,低于剂量阈值。

三、辐射防护原则

(一)实践正当化

要求产生电离辐射的实践给个人或社会带来的利益大于代价,抵偿其所造成的危害。

(二)放射防护最优化

放射防护最优化指用最小代价获得最大利益,避免一切不必要照射,使一切必要照射保持在可以合理达到的最低水平。

(三)个人剂量限制

在实践上述两原则时,要同时保证个人的当量剂量不超过规定限值。

四、辐射个人剂量国家标准

见表 2-1。

表 2-1 辐射个人剂量国家标准

器官和组织/剂量	剂量限值	
	公众	职业人员
有效剂量	每年 1 mSv	连续 5 年的平均剂量为每年 20 mSv
胚胎或胎儿的有效剂量	与公众成员所需防护水平相同	1 mSv
年当量剂量		
眼晶状体	15 mSv	150 mSv
皮肤	50 mSv	500 mSv
四肢		500 mSv

五、外照射防护基本措施

见图 2-1。

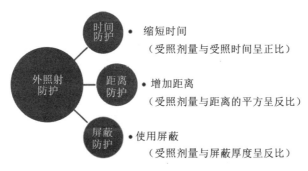

图 2-1　外照射防护的基本措施

六、放射性药物检查安全性

医用放射性药物非常安全。引起各种影像检查不安全因素主要包括以下两方面。

（1）药物化学成分影响，如变态反应和毒性反应。然而，由于核医学检测技术非常灵敏，核医学应用放射性药物中的化学成分微乎其微，几乎不会引起变态反应及毒性反应。

（2）放射性所致辐射，应用放射性药物会使患者全身或某些器官受到一定的辐射，但常规临床使用的放射性药物剂量小、半衰期短，人体接受或器官接受辐射剂量符合我国《放射卫生防护基本标准》规定，对人体无伤害，检查安全。

SPECT 用于检查的常用放射性核素锝（^{99m}Tc），其物理半衰期较短（6 小时），能量低（141 keV）。患者行 1 次核医学显像所受辐射剂量远比胸部 CT 检查小，对周围人群的辐射就更小，因此对接受 SPECT 检查的患者无须特别防护（特殊人群如孕妇、婴儿除外）。如：^{99m}Tc-MAA 肺灌注显像辐射当量剂量是胸部 X 线检查的 0.55、胸部透视的 0.034；脑血流灌注显像辐射当量剂量是头部 CT 检查的 0.047、头颅 X 线检查的 0.78；肾动态、甲状腺显像辐射剂量则更小。患者进行核医学与放射检查辐射剂量比较见表 2-2。

表 2-2　核医学与放射检查辐射剂量比较

项目	有效辐射剂量（mSv）
核医学检查	2.2
X 线检查	
胸部	0.1～0.2
腹部	1.4
腰椎	19.64

续表

项目	有效辐射剂量(mSv)
性腺(骨盆)	5.82
CT检查	
头部	177.53
甲状腺(头部CT)	195.18
胸部	8.3
腹部	7.2
体部	56.51
造影	
泌尿道	2.5~5.0

第四节　神经系统疾病核医学成像

一、局部脑血流断层显像

(一)原理

静脉注射能通过血-脑屏障进入脑细胞的脂溶性显像剂,该显像剂进入脑实质后即转变成水溶性化合物,它不能再反向通过血-脑屏障,故可在脑内长时间滞留。显像剂进入脑细胞的量主要取决于局部脑血流量,且与之成正比,断层显像可显示脑组织局部血流量。局部脑血流量一般与局部脑细胞代谢和功能状况一致。

(二)适应证

(1)脑卒中的早期诊断(尤其是脑梗死48小时内诊断)及疗效观察。

(2)短暂性脑缺血发作和可逆性缺血性脑疾病的早期诊断。

(3)局灶性癫痫(原发性与继发性)的定位诊断。

(4)痴呆病因的鉴别诊断。

(5)锥体外系疾病的定位诊断。

(6)脑血管畸形及其他脑内病变的定位诊断。

(7)判断脑肿瘤的血供,鉴别术后或放疗后复发和瘢痕。

(8)偏头痛的研究与诊断。

(9)精神和情感障碍性疾病的辅助诊断。

(三)显像剂

^{99m}Tc-HMPAO 或 ^{99m}Tc-ECD,放化纯度分别＞80％和 90％,活度均为 740～111 0 MBq(20～30 mCi)。

(四)方法

1.患者准备

注射显像剂前 30 分钟,空腹口服过氯酸钾 400 mg,封闭脑室内脉络丛及甲状腺。

2.给药方法

静脉注射显像剂前 5 分钟戴眼罩和耳塞,直至注药后 5 分钟方可取下。

3.影像采集

(1)仪器条件:SPECT,低能高分辨平行孔准直器或低能通用平行孔准直器。

(2)受检者取仰卧位,头置于头托内,OM 线垂直于地面,探头尽量贴近头颅,以缩小探头旋转半径。

(3)采集条件:矩阵 128×128,窗宽 20％,矩形探头放大 1.6,圆形探头放大 1.0,探头旋转 360°,1 帧/5.6°×64 或 6.0°×60,每帧采集时间 10～30 秒[每帧计数以(40～80)×10^3 为宜]。

4.影像处理

(1)先行水平面影像重建,再行冠状面和矢状面影像重建。

(2)前滤波多用 Butterworth 滤波函数,截止频率 0.4,陡度因子 12～20。

(3)反投影重建用 Ramp 滤波,层厚 6～8 mm。

(4)衰减校正多用 Sorenson 法或 Chang 法,系数 $\mu=0.12$ cm^{-1}。

(5)冠状和矢状断面重建,适用横断层影像制作。

(6)若采集影像时 OM 线与地面不垂直,影像重建前要通过转动影像,使 OM 线平行于 X 轴。

二、脑血-脑屏障显像

(一)原理

正常脑组织由于存在着血-脑屏障,血液中放射性药物不能进入脑细胞,脑实质呈放射性空白区。脑部病变若致血-脑屏障功能损害,放射性药物乃可进入病变区而聚集为浓影。

(二)适应证

(1)脑肿瘤的诊断。

(2)脑梗死的诊断。

(3)硬膜下血肿的诊断。

(4)病毒性脑炎的辅助诊断。

(三)显像剂

$^{99m}TcO_4$ 或 ^{99m}Tc-DTPA,剂量 740 MBq(20 mCi)。

(四)方法

1.患者准备

注射显像剂前 30 分钟,空腹口服过氯酸钾 400 mg,封闭脑室内脉络丛及甲状腺。

2.给药方法

口服 $^{99m}TcO_4$ 2 小时后或静脉注射 ^{99m}Tc-DTPA 30 分钟后显像。

3.影像采集

(1)仪器条件:γ相机或 SPECT,低能通用准直器。断层显像方法同局部脑血流(rCBF)显像,仅需选择适当的滤波。

(2)体位:常规行前、后、侧位和顶位显像。

(3)采集条件:矩阵 128×128,能峰 140 keV,窗宽 20%,计数 $500×10^3$,侧位显像时病侧按健侧的相同时间采集,探头与病侧的距离亦可与健侧相同。

(4)影像显示:本底扣除 10%,断层处理同 rCBF。

(五)显像分析

1.正常影像

(1)前位:头颅影像左右两侧基本对称,头颅外周的放射性增高带由头皮、颅骨板、脑膜血窦及颞肌内的放射性构成,顶部中央为矢状窦影像,眶以下因骨松质、鼻窦和口腔内的放射性很高而明显显影。两侧大脑半球呈椭圆形放射性空白区。

(2)侧位:头顶与颅底之间的空白区为脑半球。

(3)后位:整体图形与前位相似。

(4)顶位:外围带构成对称的椭圆形空白区,从前到后由上矢状窦将它分为左右两半球。总之,脑实质呈放射性缺损改变,矢状窦、横窦、乙状窦、窦汇等处有放射性聚集。断层影像亦表现为脑内呈空白区,外周有放射性显影。

2.异常影像

脑内局部放射性增高是最常见的异常影像,因疾病不同而有多种异常浓聚改变。脑内弥漫性放射性增加可见于病毒性脑炎和多发性脑脓肿,有时其放射性高于头颅外周,而使周边带显示不清。

脑内局部放射性减低常见于脑内囊肿。至少在两个互相垂直的平面影像的相应部位出现放射性增高才能确定为异常。

(六)临床意义

1.脑肿瘤的检测

表现为局部异常浓聚影,因 CT 和 MRI 对脑肿瘤定性和定位更可靠,故本方法已较少使用。

2.脑梗死的诊断

起病 2～8 周阳性率较高,无明显优势。

3.硬膜下血肿的诊断

典型表现是前位影像上患侧脑外缘呈边界较为分明的月牙形放射性聚集影,侧位像无明显异常。

4.病毒性脑炎

单纯疱疹脑炎多表现为双侧或单侧颞部局灶性放射性增加,额叶和顶叶也可出现异常。本法在发生神经症状或体征的第 2 天呈阳性,较 CT 早且阳性率较 CT 高。本法对艾滋病的脑损害亦较 CT 发现早。

三、放射性核素脑血管造影

(一)原理

静脉"弹丸"式注射 $^{99m}TcO_4$ 后,立即用 γ 相机在头颈部以每 1～3 秒/帧的速度连续采集,即可显示显像剂在脑血管内充盈、灌注和流出的动态过程,从而了解脑血管的形态及血流动力学改变。

(二)适应证

(1)脑动静脉畸形的辅助诊断。

(2)烟雾病的辅助诊断。

(3)缺血性脑血管病的辅助诊断。

(4)脑死亡的诊断。

(三)显像剂

$^{99m}TcO_4^-$ 或 $^{99m}Tc\text{-}DTPA$，活度 370 MBq(10 mCi)，体积<1 mL。

(四)方法

(1)患者无特殊准备。

(2)给药方法为"弹丸"式静脉注射。

(3)影像采集。①仪器条件:γ相机,低能高分辨平行孔准直器。②体位条件:受检者取仰卧位,不用枕头,头部放正后固定;如观察大脑后动脉,可行后位采集。③采集条件:矩阵 64×64,能峰 140 keV,窗宽 20%,每 1～3 秒/帧动态采集,共采集 40～60 秒。

(五)影像分析

正常所见:脑血管造影可分为 3 个时相。①动脉相:自颈内动脉显像起,两侧大脑前、中动脉、颅底 Willis 环陆续显影,呈两侧对称的五叉影像,历时约 5 秒;②脑实质相(微血管相):从五叉影像消失起,放射性在脑实质内呈弥漫性分布,历时约 2 秒;③静脉相:自上矢状窦显影起,脑实质放射性逐渐减少,至再循环又有所上升,历时约 7 秒。

(六)临床意义

1.脑动静脉畸形

脑动静脉畸形多为先天性畸形,常称为动静脉瘘,单发或多发。常以癫痫或颅内出血的症状就诊。显像中可见动脉相局限性异常过度灌注,静脉相放射性消退迅速,硬脑膜窦提前出现。

2.烟雾病(Moyamoya 病)

颈总动脉和颈内动脉显影良好,但放射性阻断在脑基底部,逐渐出现放射性向脑基底部轻度扩散,然后突然出现大脑前、中动脉影像,接着是正常的脑实质相和静脉相。

3.缺血性脑血管病

大脑中动脉病变的阳性率最高,前动脉次之。观察椎-基底动脉需行后位显像,阳性率较低。脑血管狭窄或阻塞主要表现为动脉相灌注减低或缺少。部分患者病变处在动脉相呈过度灌注,静脉相病变处放射性由于消退减慢而较正常处反而增高。本法简便、快速,但无 rCBF 显像准确可靠。

4.脑死亡

典型表现为在颈动脉显影的同时,大脑前动脉和中动脉不显影,硬膜窦不显影,仅有颈外动脉灌注至周边带显影。

四、脑池显影

(一)原理

将无刺激和不参与代谢的水溶性显像剂注入蛛网膜下腔,用γ相机跟踪显示显像剂随脑脊液循环的空间,即为蛛网膜下腔及各脑池的影像,根据各脑池影像出现的时间、形态、大小和消退的速度,可以了解脑脊液的循环路径和吸收过程是否正常。

(二)适应证

(1)交通性脑积水的诊断。

(2)脑脊液漏的诊断和定位。

(3)脑穿通畸形的辅助诊断。

(4)蛛网膜囊肿的辅助诊断。

(5)中脑和后颅凹肿瘤的辅助诊断。

(三)显像剂

^{99m}Tc-DTPA,活度74～370 MBq(2～10 mCi)。

(四)方法

1.给药方法

严格无菌条件下常规行腰椎穿刺,用缓慢流出的脑脊液稀释显像剂至2～3 mL,再注入蛛网膜下腔,注入后去枕仰卧。

2.影像采集

(1)仪器条件:γ相机,低能通用平行孔准直器。

(2)体位:患者去枕仰卧,在注药后1、3、6、24小时分别行前、后及侧位头部显像,必要时加做48小时显像。

(3)采集条件:矩阵64×64,能峰140 keV,窗宽20%。先采集前位影像,计数达200×10³时,记录采集时间,其他各体位采集时间皆与前位像相同。

(五)影像分析

正常影像:3小时侧位影像最清晰,脊髓蛛网膜下腔影像过枕大孔后向后方凸起为小脑延髓池(枕大池)影像,向上延伸经小脑凸面至小脑脑桥角显示四叠体池影像,再向前上方延伸为胼胝体周池影像。从脊髓蛛网膜下腔影像向前上方延伸依次为桥池、脚间池、交叉池影像。胼胝体周池以下,交叉池后上方和四叠体池前方之间为脑室所在部位,呈放射性稀疏缺损改变,或在 24 小时内有一过性较强的放射性聚集影。3 小时前位出现典型的向上的三叉影像,以底部最浓,是小脑凸面与四叠体池、桥池、脚间池和交叉池等基底池从后往前的重叠影像,中间向上的放射性聚集影为胼胝体周池和大脑半球间池影像,两侧对称向外的放射性突起为外侧池影像。胼胝体周池与外侧之间的空白区为侧脑室所在。后位与前位影像相似。24 小时前位和后位呈伞状影像,伞柄为残留的基底池影像,伞杆为矢状窦影像,伞蓬为大脑凸面蛛网膜下腔的影像。侧位可见大脑凸面蛛网膜颗粒部较淡的团块样影像,脑室不显影。

(六)临床意义

1.交通性脑积水的诊断

交通性脑积水的常见病因有两类:一类是蛛网膜下腔因出血、炎症或损伤而粘连,或受外压而使脑脊液引流不畅。这部分患者早期脑室扩大并不十分明显,颅压多为正常,故被称为正常颅压性脑积水。本病的典型表现为持续性脑室显影,大脑凸面延迟显影,它既有脑室反流性持续显影,又有引流延迟。少数患者只表现为其中一种,或仅表现为脑室反流性持续显影,或仅表现为引流延迟。这三类影像提供形态和功能两种信息,特异性较高,对诊断很有帮助,而 X 线、CT和 MRI 只能显示轻度扩大的脑室,不能提供功能方面的信息。另一类病因不十分明确,但无蛛网膜下腔的粘连,可以只是脑室和蛛网膜下腔局部明显扩大,颅压多正常。X 线检查见脑膜和蛛网膜下腔明显扩大,脑沟增宽,能提供较可靠的诊断依据,多不需进行脑池核素显像。

2.脑脊液漏的诊断和定位

放射性核素脑池显像时观察鼻腔内有无放射性是迄今最有效的诊断和定位方法。方法为在注入显像剂 2 小时后,在每一鼻孔内上、中、下鼻道放置棉球,尽量向后放,上鼻道的棉球尽量向上靠近筛板。2～4 小时后取出棉球,用井型 γ闪烁计数器测量 10 分钟。有人测得在进行脑池显像时,正常鼻黏膜分泌物中也有少量放射性出现,但其放射性浓度仅为血浆浓度的 1/3,这可以作为诊断有无脑脊液鼻漏的值。此方法灵敏、可靠,但对漏口定位的精度尚不理想。

3.其他

非脑池部位异常放射性浓聚,根据其部位和形态可帮助诊断某些疾病,如在脑实质部位,以脑穿通畸形可能性大;在脑膜部位且呈囊状者,以蛛网膜囊肿可能性大;在脑膜部位而呈片状者,为蛛网膜下腔局部阻塞。某脑池不显影、延迟显影或影像扩大和放射性滞留,提示被邻近部位的占位病变压迫。这对诊断中脑和后颅凹肿瘤很有意义。

第五节　循环系统疾病核医学成像

一、解剖与生理

(一)心脏的解剖

1.心脏结构

心脏位于胸腔内纵隔的前下部,约 2/3 位于身体正中线的左侧,1/3 在中线的右侧。心脏前面大部分由右心室和右心房构成,小部分为左心室和左心房,膈面主要为左心室,后面大部分为左心室,小部分为右心室,左侧面几乎全部由左心室构成。

心脏分为左心房、右心房、左心室、右心室四个心腔。心房与心室之间有房室口相通,两心房和两心室之间,分别有房间隔和室间隔分开,正常时互不相通。

心壁的主要组成部分为心肌,其外面覆有心外膜,里面为心内膜,心内膜与大血管的内膜相连,并构成心脏的瓣膜。心壁各部的厚度不等,左心室壁最厚,12～15 mm;右心室壁次之,5～8 mm;心房壁最薄,仅 2～3 mm。

2.心脏的血液供应

心脏的血液供应来自冠状动脉,冠状动脉分左、右两支,右冠状动脉起始于主动脉前窦,绕过右心缘至心脏膈面,绕行中分后降支和左心室后支,供应右心房、右心室大部,室间隔后 1/3 及左心室后上部血液,右冠状动脉阻塞时,常引起左心室下壁及右心室心肌梗死;左冠状动脉起始于主动脉左后窦,经左心耳与肺动脉根部之间向左行,随即分为前降支和左回旋支。前者供应左心室前壁,右心室前壁的一部分和室间隔前上 2/3 的血液,后者供应左心室外侧壁、左心室后壁的一部分和左心房的血液,前降支阻塞时,常引起左心室前壁和前间壁心肌梗死,左回旋支阻塞时,则引起左心室侧壁和后壁心肌梗死。心脏的血液供应主要在舒张期完成,因此心脏舒张功能正常与否和心肌供血关系更为密切。

3.心脏的传导系统

心脏的传导系统包括窦房结、房室结、房室束、左右束支和浦肯野纤维等,正常窦房结产生兴奋后,自右向左,自上向下传导,先激动两心房,并通过结间束迅速传导至房室结,激动在房室结内传导延缓,随后沿房室束、左右束支和浦肯野纤维迅速下传,几乎同时到达两心室的心内膜,再由心内膜传导至心外膜,使整个心室肌肉兴奋。心肌的电兴奋和机械收缩之间在时相上具有相关关系,相位分析即据此产生。

(二)心脏的生理

1.心室的泵功能

心脏有节律的收缩和舒张,类似于一个"动力泵",推动着血液不断地循环流动。反映心室泵功能的参数是心排血量(CO),CO 的大小和每搏量(SV)及心率(HR)成正比,即 $CO=SV\times HR$。其中 SV 的大小又与心肌收缩力和心室舒张末期容积(EDV)呈正相关。因此维持正常的心排血量,需要有良好的心肌收缩力和适度的舒张末期容积,在心功能受损的早期,常通过提高心肌收缩力(心肌肥大)和增加 EDV(心脏扩大)进行代偿。射血分数(EF)综合反映了心肌收缩力和 EDV 的改变($EF=SV/EDV\times100\%$),因此是反映心室泵功能的敏感指标。心室功能还与心脏舒张时间、心肌的顺应性、血液充盈速率和充盈容量有关。因此测定反映上述改变的心室舒张功能参数也是了解心室功能的另一重要方面。

2.心肌的自律性、传导性、兴奋性和收缩性

心脏传导系统的各部位具有自主兴奋的特性,以窦房结最强,房室结次之,房室束及以下的传导通路依次减弱。心肌产生的自主性兴奋可通过传导系统扩布于整个心肌,接受刺激后的心肌发生应激反应,产生机械性收缩。心肌以其自律性、传导性、兴奋性和收缩性保证了心脏的节律性收缩和舒张。

二、心肌灌注显像

(一)显像原理及适应证

正常心肌细胞对某些放射性核素或放射性标记化合物如 $^{201}T1$、^{99m}Tc-甲氧基异丁基异腈(^{99m}Tc-MIBI)等有选择性摄取能力,其摄取量和冠状动脉血流量及心肌细胞活性相关,冠状动脉狭窄或阻塞致心肌缺血、梗死,或心肌炎、心肌病致心肌细胞变性坏死时,病变区摄取量减少或不摄取。显像表现为放射性稀疏或缺损,据此可对冠心病和心肌损伤性疾病进行诊断并确定病变的部位和范围。

其适应证如下。

(1)冠心病的诊断:①心肌缺血的诊断和鉴别诊断;②心肌梗死的诊断、鉴别和预后估价;③室壁瘤的诊断。

(2)冠心病手术或介入治疗前了解心肌细胞活性。

(3)评价冠心病的疗效。

(4)原发性心肌病的诊断。

(5)心肌炎的辅助诊断。

(6)肺心病和右心室梗死的辅助诊断。

(二)检查方法

1.显像剂

目前临床上常用的显像剂有^{201}Tl和^{99m}Tc-MIBI两种,心肌对^{201}Tl的摄取可能是通过激活细胞膜上的Na$^+$-K$^+$-ATP酶,主动转运于细胞中,而^{99m}Tc-MIBI的摄取可能是被动扩散的作用。

(1)^{201}Tl:^{201}Tl的优点是注射后心肌摄取迅速,5分钟左右即达高峰,被称为初期分布。其在心肌内的分布量和冠状动脉血流量呈正比,初期显像一般在注射后5～10分钟进行,反映冠状动脉供血情况。以后细胞膜内外的^{201}Tl重新分布或称为再分布,一般在3小时达到平衡,此时显像为再分布显像。正常心肌摄取与清除^{201}Tl迅速,故初期显像显影正常,再分布显像影像消失。缺血心肌摄取与消除均延缓,初期显像表现为稀疏、缺损,再分布显像显示“填充”。坏死心肌既无初期摄取又无再分布,故初期与再分布显像均不显影。根据^{201}Tl的这一特性,一次注药进行运动—再分布显像,即可对缺血和梗死做出鉴别诊断。^{201}Tl的缺点是物理半衰期长(73小时),不能大剂量应用,加之γ射线能量偏低,显像质量较差,另外^{201}Tl系加速器生产,价格昂贵,不利于应用。

(2)^{99m}Tc-MIBI:^{99m}Tc-MIBI是乙腈类显像剂中性能最好的一种,是一种脂溶性正·价的小分子化合物。静脉注射后通过被动扩散机制进入心肌细胞,再由主动转运机制浓聚于线粒体中。目前已广泛应用于临床。其优点是心肌摄取量高,注射1小时后,心/肺和心/肝比值分别为2.5和0.5。^{99m}Tc的γ射线能量适中(140 keV),物理半衰期短(6.02小时),能够大剂量应用,显像质量较好,特别适合于断层显像。缺点是无再分布相,鉴别缺血和梗死时,需两次注药,分别做运动和静息显像。^{99m}Tc-MIBI主要经肝胆系排泄,可于注射后服用脂肪餐以加速排泄,以减少肝影对左心室下壁影像的干扰。

2.显像方法

(1)静息显像:患者于检查前24小时停服β受体阻滞剂及扩张冠状动脉的

药物,检查当日空腹。在静息状态下静脉注射^{99m}Tc-MIBI 55～92.5 MBq(1.5～2.5 mCi),10分钟后行心肌显像,或静脉注射^{99m}Tc-MIBI 555～740 MBq(15～20 mCi),1小时后显像。由于狭窄冠状动脉具有一定储备能力,故静息显像对早期冠心病的检出率较低。

(2)介入试验。心肌灌注显像介入试验大致分为两类:一类是负荷显像,主要用于早期诊断冠心病,包括运动负荷显像与药物负荷显像,如踏车试验与潘生丁介入显像;另一类是介入显像,用于检测心肌梗死区的存活心肌,如硝酸甘油介入显像、再注射及再注射延迟显像。

运动负荷显像:运动负荷主要是通过体力活动增加心肌的耗氧量,以激发心血管系统的反应,用以评价冠状动脉血流的储备功能。正常冠状动脉运动负荷后明显扩张,血流量增加3～5倍,而狭窄的冠状动脉储备能力下降,运动后不能相应扩张,造成相对性心肌缺血。运动负荷显像的价值主要是提高早期冠心病的检出率。常用的运动方式有活动平板法和踏车法两种。以踏车法为例介绍其方法如下:运动前测量基础心率和血压,描记心电图并预置静脉通道。踏车时患者坐或半仰卧于踏车运动床上,按运动量分级方案逐级增加运动量,直到心率升至预期心率(190-年龄),或出现心绞痛、血压下降、心电图 ST 段降低＞1 mm等,立即注入^{201}Tl 或^{99m}Tc-MIBI显像剂(用量同静息显像),并嘱患者继续运动30～60秒,运动过程中连续监测心电图。应用^{99m}Tc-MIBI 时,于注射后1小时显像,如对照观察静息显像,需间隔24小时后再注射显像剂显像。应用^{201}Tl 时,注射后5～10分钟做运动显像,延迟4小时后行再分布显像。

潘生丁介入显像:潘生丁是一种冠状动脉扩张药物,是间接地通过内源性腺苷起作用的。腺苷具有强有力的扩张小动脉作用,静脉注射大剂量潘生丁后正常冠状动脉明显扩张,血流增加4～5倍,由于狭窄的冠状动脉仅能轻微扩张或不扩张,故血流增加很少或不增加,使正常心肌与缺血心肌之间供血量差别增大,即所谓"窃血现象"。在此情况下注射显像剂,能提高早期冠心病的检出率,可用于代替运动试验或用于不能做运动负荷的患者。具体方法为:按 0.56 mg/kg 体质量的剂量计算出潘生丁的用量,用生理盐水稀释至 20 mL,在4分钟内缓慢静脉注射完毕,3分钟后注射^{201}Tl 或^{99m}Tc-MIBI,显像剂用量及显像时间同运动负荷显像。需要注意的是注射潘生丁后,一部分患者可出现心绞痛、血压下降等不良反应,静脉注射氨茶碱(用量 0.125 g)或舌下含化硝酸甘油即可缓解。

硝酸甘油介入显像:硝酸甘油具有扩张冠状动脉的作用,且这种扩张作用对于狭窄冠状动脉较正常冠状动脉更显著。此外,硝酸甘油还有增加缺血心肌侧支循环以及降低中心静脉压的作用。以上综合作用的结果使得缺血心肌血流量增加,心肌耗氧量减少。硝酸甘油介入显像的主要价值是用于缺血心肌(或称顿抑心肌、冬眠心肌)和坏死心肌的鉴别,有助于评价心肌细胞的活性。方法为常规显像呈不可逆缺损(运动、静息显像均为缺损)或只做静息显像呈缺损患者,24 小时后舌下含化硝酸甘油 0.5 mg,即刻静脉注射^{201}Tl 或^{99m}Tc-MIBI,前者注射后 5～10 分钟显像,后者注射后 1～2 小时显像。显像剂用量和显像条件应与原运动-静息显像一致。原有的不可逆缺损区出现一定放射性填充时,表明有存活的心肌。

^{201}Tl 再注射显像及再注射延迟心肌显像:^{201}Tl 再注射显像也应用于评价心肌细胞的活性。如果常规^{201}Tl 运动-再分布显像呈不可逆缺损,则于延迟显像结束后,立即再注射^{201}Tl 37 MBq(1.0 mCi),15 分钟后按同样条件再次进行静息显像,如原缺损区出现放射性填充,即为存活心肌。再注射延迟心肌显像是在运动显像和再分布显像后,再行 18～24 小时的延迟显像,如延迟相原缺损区有放射性填充,提示心肌存活。

3.显像方式

心肌显像方式分为平面显像、断层显像。

(1)平面显像:静脉注射显像剂后,以静态采集的方式获取三个体位的显像即前后位、左前斜 45°和左侧位。平面显像尽管采用多体位观察,但仍无法避免某些心肌节段相互重叠而难以分辨。临床上目前已较少应用,而多采用 SPECT 断层显像。

(2)断层显像:静脉注射^{201}Tl 或^{99m}Tc-MIBI 555～740 MBq(15～20 mCi),静脉注射 1 小时后显像。采用低能高分辨准直器,采集矩阵 64×64,zoom 1.0,能峰选用 140 keV,窗宽 20%。受检者取仰卧位,双臂抱头并固定。探头贴近胸壁,视野包括整个心脏。探头从 RAO 45°至 LPO 45°顺时针旋转 180°,每间隔 6°采集一帧图像,每帧采集时间 20～30 秒,总采集时间在 20 分钟以内。运动及药物介入断层显像的条件和方式同上。采集结束后先进行均匀度校正,再用滤波反投影法进行图像重建。由于心脏的长短轴和人体躯干的长短轴方向不一致,故不能按人体长短轴的方向进行断层图像重建,而是用专门的计算机软件沿着心脏本身长短轴(心脏长轴为心尖到心基底部的连线,短轴为左心室间壁到侧壁的连线)的方向重建以下 3 个方向的断层图像。①短轴断面图像:垂直于心脏长轴,由心尖到心基底部的依次断层图像;②水平长轴断面图像:平行于心脏长轴由心脏膈面向上的依次断层图像;③垂直长轴断面图像:垂直于水平长轴断面,由左心室间壁到侧壁的依次断层图像(图 2-2)。各断层图像每一层面的厚度一般为 6～9 mm。

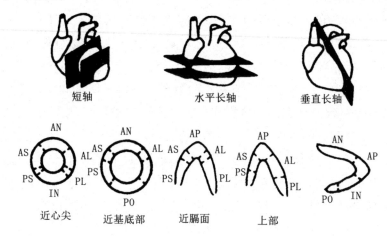

短轴　　　　水平长轴　　　　垂直长轴

近心尖　　近基底部　　近膈面　　上部

图 2-2　心肌灌注断层显像示意图

AN 示前壁,AL 示前侧壁,PL 示后侧壁,IN 示前间下壁,AS 示前间壁,PS 示后间壁,PO 示后壁,AP 示心尖

极坐标靶心图是经圆周剖面分析建立起来的一种定量分析图像,简称靶心图。在重建心肌短轴断层图像时,自心尖向心底部制成连续短轴切面,每一层面形成一个圆周剖面,按同心圆方式排列,圆心为左心室心尖部,从心尖到心底部的各层圆周剖面依次套在外周,形成左心室展开后的全貌平面图。以不同颜色或色阶显示各个室壁部位内的相对放射性百分比计数值,构成一幅二维式彩色或不同色阶的靶心图,通过负荷与静息显像靶心图的比较,显示心肌血流灌注异常的部位、范围与程度,并可进行定量分析。也可对单次显像的靶心图上各部位的放射性计数与正常值比较,以标准差为度量,以不同色阶表示,凡低于正常值 2 个标准差的病变部位则用黑色表示,称为变黑图。

靶心图对确定病变部位和范围更为直观。静息、负荷和延迟显像,均可得到各自的原始靶心图、标准差靶心图和变黑靶心图。靶心图的优点是:小范围的心肌病变在断层图上被分离显示,易漏诊,但在靶心图上则连成一片,容易识别且定位直观。缺点是:由于靶心图自中心向外周放大的程度不同,近心尖部层面被缩小,近基底部层面被扩大,因此用于估测病变区大小时受到限制。各扇形区的洗脱率,可显示为洗脱率靶心图,其临床应用价值尚在研究中。

(三)图像分析

心肌断层图像分析主要从以下 4 个方面进行观察:①心肌内放射性分布情

况;②心肌形态;③心腔大小;④右心室心肌显影情况。

1.正常图像

正常静息图像只显示左心室心肌影像,右心室心肌不显影,主要与右心室肌肉薄、血流灌注较少有关。而负荷状态下右心室心肌血流量增加,可轻度显影,在左心室右侧呈弧形淡影。

(1)垂直长轴断层图像:起于室间隔至后外侧壁,形状为弧形,显示左心室前壁、心尖、下壁和后壁。下后壁放射性分布因为膈肌衰减,往往较前壁稀疏,前壁由于乳腺、胸肌等组织的衰减影响,可见不同程度的放射性减低区。膈肌与下壁的重叠关系因人而异,不同人下壁、后壁放射性分布稀疏的程度可有差异。

(2)水平长轴断层图像:自前壁至膈面或相反方向水平断层,切面形状为弧形,显示前、后间壁与前、后侧壁和心尖,后间壁影像为间壁膜部,间壁放射性较侧壁略低。由于膜部的影响,使间壁影像常短于侧壁,约半数正常人心尖部出现放射性减低区,乃该处心肌较薄所致。

(3)短轴断层图像:心尖部呈均匀性放射性分布,由此向后呈环状,中心部位为心腔,无放射性分布。环的上部为前壁,下部为下壁,至近心底部为后壁,环的左部为前、后间壁,右部为侧壁。正常心肌内放射性分布相对均匀,间壁放射性浓度略低于侧壁。间壁近基底部放射性分布稀疏,有时为缺损,此为室间隔膜部。下壁放射性分布一般较前壁稀疏,可能是被左半隔衰减所致。

(4)靶心图:图的中心为心尖,周边为基底部,右侧为前、后间壁,左侧为前、后侧壁,上部为前壁,下部为下、后壁。放射性分布与短轴断面图像相同。间壁、下后壁放射性分度较侧壁、前壁略低,间壁基底部呈放射性稀疏、缺损(膜部),有时心尖和前壁可出现小范围稀疏区,变黑靶心图上不出现变黑区。靶心图能直观显示冠状动脉的供血区(图 2-3 与图 2-4)。根据心肌灌注稀疏或缺损区所在心肌节段,可对冠状动脉病变进行定位诊断。但因冠状动脉解剖上存在个体差异,加上侧支循环的形成,使根据灌注缺损区判断冠状动脉病变部位的准确性受到一定影响。

2.异常图像

(1)放射性分布异常:除正常可见的放射性分布稀疏区外,在两种断面连续两个以上层面出现放射性稀疏、缺损区,变黑靶心图上表现为变黑区,即为放射性分布异常,常见以下几种类型。

可逆性灌注缺损:运动负荷或潘生丁介入显像出现局限性稀疏或缺损区(以稀疏区为主),延迟(或静息)显像该区显示放射性填充(再分布),为心肌缺血改变。

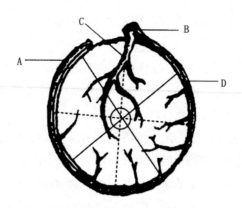

图 2-3 靶心图与冠状动脉供血的对应关系

A.右冠状动脉,B.左冠状动脉,C.左前降支,D.左回旋支

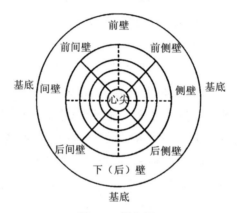

图 2-4 靶心图

不可逆性灌注缺损:运动负荷或潘生丁介入显像出现局限性稀疏或缺损区(以缺损区为主),延迟(或静息)显像无变化(无再分布),为心肌梗死、瘢痕或其他原因引起的心肌坏死。严重的心肌缺血也可有此表现。

可逆加不可逆性灌注缺损:运动负荷或潘生丁介入显像出现局限性稀疏或缺损区(以缺损区伴周围稀疏区多见),延迟(或静息)显像原稀疏、缺损区范围缩小(部分再分布),见于心肌梗死伴缺血或严重缺血。

反向再分布:反向再分布是指运动负荷或潘生丁介入显像正常,延迟(或静息)显像出现放射性稀疏、缺损区,或负荷及延迟(或静息)显像均有稀疏、缺损区,但以后者较明显或范围增大。有关反向再分布的机制目前尚不清楚,对反向再分布的临床意义尚无肯定结论。

弥漫性放射性分布不均匀(或称花斑状改变):心肌内放射性分布弥漫性不

均匀,呈点、片状稀疏、缺损,个别区域呈过度放射性浓集,见于心肌炎和扩张型心肌病等。另外,在分析断层心肌显像图时,靶心图是个比较客观的方法。正常情况下,负荷与静息心肌显像的靶心图上的色阶或灰度无明显差异,但当发生心肌缺血时,负荷靶心图上病变部位放射性明显降低,而静息靶心图上可见到该部位放射性增浓,将两次显像图像相减时,可清晰地见到填充部位、程度和范围。

(2)心肌形态异常:某些病变,如心肌梗死、室壁瘤等,可使一些心肌节段显影缺如,造成心肌形态不完整或失去正常形态。

(3)心腔大小异常:扩张性心肌病心腔扩大,心壁变薄。肥厚性心肌病或高血压病心腔相对缩小,心壁增厚,前者以间壁增厚为主,后者为弥漫性增厚。

(4)右心室心肌显影异常:正常静息显像右心室心肌不显影,运动后可轻度显影。肺心病合并肺动脉高压时,右心室心肌肥厚,显影增浓。左心室大面积心肌梗死或左心肌供血明显减少时、右心室心肌供血相对增多,右心室亦可显影。右心室显影在短轴断面图像上最易分辨,位于左心室右侧呈"C"字形。

(四)临床应用及评价

1.冠心病的诊断

对冠心病的诊断是心肌灌注显像的主要适应证,其图像表现如前所述,即心肌缺血为可逆性灌注缺损,心肌梗死为不可逆性灌注缺损。其对冠心病诊断的具体价值如下。

(1)灵敏度和特异性:以冠状动脉造影显示管腔狭窄＞50％作为诊断冠心病的标准。负荷心肌显像对冠心病诊断的灵敏度达 90％,特异性 80％以上。靶心图的灵敏度高于断层图像,且具有确定病变的部位、范围和严重程度更为直观的优点。应用 ^{99m}Tc-MIBI 和 ^{201}Tl 对冠心病诊断的灵敏度和特异性相似。心肌灌注显像对冠心病诊断的灵敏度和冠状动脉受累的支数与冠状动脉狭窄程度有关。心肌灌注显像对冠心病诊断的灵敏度与血管狭窄的程度呈正比,即狭窄越严重检出率越高。冠状动脉造影是临床上公认的诊断冠心病的金标准。但必须明确的是冠状动脉造影主要是血管形态学的诊断,即反映冠状动脉管腔的变化,不能反映这种形态学异常引起的最终结果——心肌血流量的改变。而心肌灌注显像主要显示心肌供血和心肌细胞活性,因此二者相比,既有一定的可比性,即冠状动脉分支与其供血区域的关系,冠状动脉狭窄程度和心肌缺血的正相关性等,又有某些不一致性,如冠状动脉主干狭窄时,由于心肌各个节段缺血程度相近似,心肌灌注显像可显示为正常(放射性分布相对均匀)。另外,心肌内小动脉狭窄或阻塞时(即 X 综合征),冠状动脉造影可正常(冠状动脉造影主要显示主干和大分支的情况),而心肌灌注显像则显示出异常缺血区。心肌灌注显像与冠状动脉造影相比,还具有能评价心肌细胞活性、用于指导治疗、观察疗效以及非创伤性等优点。当然,由于技术原因或如前所述的射线衰减因素等可使心肌灌注显像产生假阳性结果。

(2)急性心肌梗死的诊断、预后判断和疗效评价:急性心肌梗死大多表现为可逆加不可逆性灌注缺损,即中心部位梗死伴周围缺血。根据心肌影像上异常节段的分布,可以推断是哪支或哪几支冠状动脉分支受累,因而可判断冠状动脉病变的部位,这对估价预后有重要参考价值。

(3)室壁瘤的辅助诊断:室壁瘤处心肌多为瘢痕组织,故不摄取显像剂,心肌灌注显像表现为不可逆性灌注缺损,范围和大小与瘤体一致。心肌灌注显像对室壁瘤诊断的灵敏度较高,但缺乏特异性,故不是诊断室壁瘤的首选方法。可结合门控心血池显像综合评价,灌注缺损部位在门控心血池图像上表现为室壁的反向运动。

2.评价心肌细胞活性

评价冠心病心肌细胞的活性,对指导治疗和判断预后有重要意义。运动—再分布(或静息)显像呈可逆性灌注缺损者,是心肌细胞存活的指征,而不可逆性灌注缺损者多为无活性心肌。但有低估存活心肌的情况,即部分呈不可逆性灌注缺损的节段,仍有活性心肌细胞存在。一些研究表明^{201}Tl再注射显像和硝酸甘油介入显像能提高存活心肌的检出率。硝酸甘油介入^{99m}Tc-MIBI显像与静息显像相比较,如果静息显像显示的放射性缺损区在硝酸甘油介入后被填充或部分填充,则可视为存活心肌。

3.评价冠心病的疗效

应用心肌灌注显像评价冠状动脉搭桥术、经皮冠状动脉腔内成形术(PTCA)、溶栓治疗以及其他治疗方法的疗效,是较为可靠且无创的方法。治疗后负荷心肌显像恢复正常,说明病变血管已再通。反之,则治疗失败。由于^{99m}Tc-MIBI没有再分布相,可于溶栓和PTCA前注入显像剂,待治疗后病情稳定时进行显像,仍可反映治疗前心肌血流和心肌细胞受损情况,数天后可再次注射^{99m}Tc-MIBI进行对照显像,以评价治疗效果。

4.原发性心肌病的诊断

扩张性心肌病为心肌细胞散在性退行性变,间质纤维化,因此心肌显像呈弥漫性分布不均匀,尤其以心尖、下后壁受累明显,有时甚至呈大面积稀疏、缺损。此外,伴有心腔扩大,心壁变薄等表现。肥厚性心肌病心肌显像显示间壁增厚,其厚度与后壁的比值＞3∶1,并伴有心室腔的缩小。心肌灌注显像对原发性心肌病的诊断不具特异性,如心肌梗死伴心功能不全的患者心肌显像也可表现为扩张性心肌病的图像特征。可结合门控心血池显像进行鉴别,扩张性心肌病在门控图像上表现为弥漫性室壁运动低下,而心肌梗死多为节段性室壁运动异常(低下或无运动)。

5.心肌炎的辅助诊断

心肌炎是临床上常见的心血管疾病之一,好发于青少年,为继发于病毒感染后发生的非特异性间质炎症和心肌细胞变性、坏死等病理改变。目前临床上没有好的方法对心肌炎做出确切诊断,常用的心肌酶学检查因受病程影响而灵敏度较低。心电图检查常见 ST 段改变和各种心律失常,但不具特异性。心肌灌注显像对心肌炎的诊断也仅具有辅助诊断价值。弥漫性心肌炎表现为心肌内放射性分布弥漫性不均匀,呈点片状轻度稀疏,称"花斑状"改变。局灶性心肌炎表现为病变局部呈放射性减低,需与冠心病心肌缺血相鉴别。心肌灌注显像诊断心肌炎的灵敏度为 80％左右,但因不具特异性,所以应结合病史、发病年龄及其他实验室检查进行综合分析评价。

6.右心室心肌显像的临床意义

正常显像右心室心肌多不显影,当右心室心肌肥厚或左心室心肌严重损伤时,右心室心肌方可显影,且显影程度与右心室心肌肥厚的程度或左心室心肌损伤程度成正比。有报道采用右心室心肌计数/左心室心肌计数比值法测定肺心病右心室肥厚的程度,发现该比值和平均肺动脉压呈显著正相关,对肺心病肺动脉高压的诊断具有较高的特异性。另有报道,采用屏蔽左心室而单独显示右心室心肌的显像方法,对右心室心肌梗死的诊断有一定意义。

三、门控心血池显像

应用放射性核素技术测定心脏功能是心血管核医学的一项重要内容,对心血管疾病的诊断、疗效观察、预后判断和手术适应证的选择均有重要意义。与其他方法相比,核素技术测定心功能具有全面、准确、无创伤等优点。以下主要介绍门控心血池显像。

(一)显像原理及适应证

静脉注射放射性示踪剂,当它首次通过心脏或经过一段时间在血中混合均匀达到平衡后,测定心室中放射性强度变化即反映心室容量变化,快速连续测定心动周期中每一瞬间心室内的放射性计数,绘制成时间-放射性曲线,即相当于一条心室容积曲线,对此曲线进行分析,可得到反映心室收缩和舒张功能的参数。同时对 SPECT 显像的图像进行特定处理,还可得到反映心室收缩和舒张功能的图像。其适应证如下。

(1)冠心病的早期诊断,预后和疗效观察:①怀疑早期冠心病,心电图或其他检查正常者;②急性心肌梗死的心功能变化和预后判断;③陈旧性心肌梗死的心功能变化和劳动力鉴定;④右心室心肌梗死的辅助诊断;⑤室壁瘤的诊断;⑥冠状动脉搭桥术,PTCA 以及药物治疗前后心功能的估价;⑦心肌活性的判断。

(2)原发性心肌病的诊断和鉴别诊断。

(3)瓣膜置换前后心功能估价。

(4)高危患者手术前心功能的估价。

(5)中老年人保健监测。

(6)室内传导异常疾病的诊断。

(7)慢性阻塞性肺疾病的右心功能估价。

(二)检查方法

1.静息显像

示踪剂一般采用 ^{99m}Tc-RBC 或 ^{99m}Tc-HSA。^{99m}Tc-RBC 的标记分为体内和体外两种,后者标记较复杂且费时,所以临床多采用体内标记法。具体方法为,先给患者静脉注射亚锡焦磷酸盐20 mg(其中含亚锡离子0.5～1 mg),30 分钟后再注射 ^{99m}Tc 淋洗液555～740 MBq(15～20 mCi)。^{99m}TcO$_4$ 离子经与亚锡红细胞复合物作用,由高价还原为低价,进而与红细胞内亚铁血红素结合,形成 ^{99m}Tc-RBC,血液中的 ^{99m}Tc-RBC 混合均匀达到平衡后(约在注射 ^{99m}Tc 淋洗液后15 分钟)即可进行显像。患者取仰卧位,SPECT 探头于左前斜(LAO)30°～45°对位,观察左心室前壁时需加 RAO 30°对位,以门电路控制的方式进行显像,因此该检查方法又称为门控心血池平面显像。具体方法为以患者心电图的 R 波作为触发门电路的开门信号,控制 ECT 在一个心动周期内(R-R)等间隔快速连续显像,一般在一个 R-R 间期内采集16～32帧图像(多门显像法)。连续采集300～500 个心动周期,将资料存入计算机内,经图像对应叠加,获得一个心动周期的系列图像。

2.运动显像

主要用于评价心肌的储备功能,具体方法是采用仰卧式踏车试验,功量计由200 kg/(m·min)始,每2 分钟增加一次,每次增加 200 kg/(m·min),直到达到最大心率(190−年龄)或出现心绞痛发作,心电图 ST 段下降>1 mm 等,立即采集图像,并嘱患者继续踏车至采集完毕(出现心绞痛或 ST 段下降 1 mm 时可终止运动进行显像)。运动时应注意体位保持不变动,以保证显像质量,显像方法同静息显像。

(三)数据和图像处理及结果分析

在原始采集的图像上,用光笔勾画出左、右心室舒张末期的 ROI 和本底 ROI,由计算机自动处理并显示左、右心室的时间-放射性曲线,由于心室内放射性计数与心室内血容量成正比,因此,该曲线实际上相当于一条心室容积曲线(图 2-5)。曲线分为下降段和上升段两部分。下降段为射血期,上升段为充盈期。充盈期又分为快速充盈期和房缩期两部分。曲线起始点的最大放射性计数(EDC),代表舒张末期容积(EDV),最低点计数(ESC)代表收缩末期容积(ESV)。对此曲线进行分析,可获得多项心功能参数。同时提取显像中的某一特定功能组分进行图像处理,还可得到反映心室功能的图像,即功能图。临床上常用的心功能参数及其计数方法和功能图的处理如下。

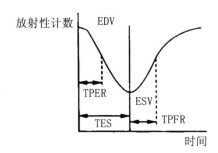

图 2-5　心室容积曲线

EDV 示舒张末期容积;ESV 示收缩末期容积;TPER 示峰射血

时间;TES 示收缩末期时间;TPFR 示峰充盈时间

1.反映整体心室功能的参数

(1)收缩功能参数:射血分数(EF)、峰射血率(PER)和峰射血时间(TPER)。

EF:EF 是最常用的反映心室收缩功能的参数,为每搏量占舒张末期容量的百分比,用计数法计算 EF 的公式如下:

$$EF=(EDC−ESC)/(EDC−BG)×100\%$$

其中 BG 为本底计数。

EF 正常值根据使用仪器不同,检查方法不同,可稍有差异。国际心脏病学会和世界卫生组织推荐的左心室 EF(LVEF)正常值为 62.3%±6.1%,正常下限为 50%。运动后升高大于 5%。右心室 EF(RVEF)正常值为 52.3%±6.2%,正常下限为40%。

1/3EF:为前1/3射血期搏出血量占舒张末期容量的百分比。

$$1/3EF＝(EDC－1/3ESC)/(EDC－BG)×100\%$$

式中1/3ESC为射血期前1/3时间点对应的计数。1/3EF的正常值为21%±5%,临床研究认为,1/3EF对心室收缩功能损伤的反映较整体EF更灵敏。

PER:为心室射血期单位时间的最大射血量,通过对心室容积曲线进行dv/dt运算求出,其单位为EDV/s。参考正常值为(3.7±0.8)EDV/s。

TPER:为心室开始收缩至高峰射血的时间,单位为ms。参考正常值为(186±49)ms。心室收缩功能受损时EF、1/3EF、PER降低,TPER延长。

(2)舒张功能参数:峰充盈率(PFR)、峰充盈时间(TPFR)、快速充盈分数(RFF)和房缩分数。

PFR:为心室快速充盈期单位时间的最大充盈血量,计算方法同PER,单位亦为EDV/s。参考正常值为(3.3±0.6)EDV/s。

TPFR:为心室开始充盈到达高峰充盈的时间,单位为ms,参考正常值为160～240 ms。

RFF:为快速充盈期充盈血量占舒张期总充盈血量的百分比。RFF的参考正常值大于63%。

房缩分数(A):为舒张期心房收缩射血量(ASF)占舒张期总充盈血量的百分比。ASF反映心室被动充盈情况,当RFF降低时,ASF代偿性增大,二者均与舒张期心肌的顺应性有关。ASF的参考正常值为<34%。心室舒张功能受损时,PFR、RFF降低,ASF增大(代偿期),TPFR延长。

(3)心室容量参数:舒张末期容积和收缩末期容积。

舒张末期容积(EDV):为反映心室前负荷的参数,前负荷增加时,如充血性心力衰竭、瓣膜返流、冠心病等EDV增大。EDV的计算方法有几何法和计数法两种。前者根据面积-长轴公式求得,因受心脏几何因素影响较大,准确性差;计数法系依据心室内计数与其容积成正比的原理求得,不受心脏几何形态影响,正确性较高。尤其采用断层显像,可减少心室相互重叠的影响,结果更为精确。缺点是需采取血样作为参照,操作较为烦琐。

收缩末期容积(ESV):ESV与心室负荷关系不大,主要与心室收缩与舒张功能有关,其计算方法为:

$$ESV＝EDV－SV$$

为了计算简便,现多采用相对测量法计算EDV和ESV。EDV和ESV的参考正常值为(88.53±31.6)mL/m² 和(36.5±18.7)mL/m²。

2.局部室壁运动分析

(1)定性分析,包括心动电影显示和室壁边图。

心动电影显示:在计算机屏幕上显示心脏收缩与舒张的动态影像,可直接观察室壁运动情况。正常人左心室收缩幅度大于右心室,左心室心尖及游离壁的收缩幅度大于间壁。须注意多体位观察,以全面显示室壁各节段运动情况,心动电影只能做定性观察而无法定量分析。

室壁勾边图:将心室收缩末期和舒张期的影像勾边叠加,两边缘之间的间隙即为室壁运动幅度,观察室壁各节段该间隙的大小,即可评价其室壁运动情况。

(2)定量分析包括轴缩短率和局部 EF。

轴缩短率:用计算机将心室舒张末期(ED)和收缩末期(ES)影像勾边叠加。自左心室几何中心向四周作射线,将左心室分成若干扇形区。用下式可计算每个扇形区的轴缩短率:

$$轴缩短率(\%)＝(ED\ 轴长度－ES\ 轴长度)/ED\ 轴长度×100\%$$

正常人轴缩短率＞20%。

局部 EF(REF):将左心室分成 3～8 区,根据各区的 EDC 和 ESC(减本底后)计算 REF。

$$REF＝(REDC－RESC)/REDC×100\%$$

REF 反映心室局部的收缩功能,和轴缩短率一样,也是定量分析节段性室壁运动的参数。三分区法 REF 的参考正常值如下:侧壁(LAT),73%±13%;心尖下壁(INF-AP),72%±9%;间壁(SEPTAL),43%±7%。

室壁运动分为四种类型,即正常、运动低下、无运动及反向运动(图 2-6)。运动正常表现为 ED 和ES 边缘间隙较宽,轴缩短率和 REF 正常。运动低下表现为ED 和 ES 边缘间隙变窄,轴缩短率和 REF 减低。无运动为病变部位 ED、ES 边缘重叠,轴缩短率为零。

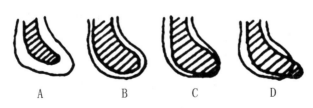

图 2-6　室壁运动类型

A.正常运动,B.运动减弱,C.无运动,D.反向运动

反向运动为病变部位 ES 边缘突出至 ED 边缘之外,轴缩短率为负值。室壁运动异常分为弥漫性和局限性两种。前者多见于扩张性心肌病和心力衰竭时,后者主要见于冠心病。

3.功能图

应用计算机技术将某一心功能参数,经数据-图像转换后生成的图像即为功能图。如每搏量(SV)图是以像素为单位,用每一像素的 EDC-ESC,求出其 SV,然后用不同的灰度或色阶,表示不同大小的 SV。SV 大的像素用高灰度或色阶显示,反之显示为低灰度或色阶,以此构成的图像即为 SV 图。根据 SV 图上灰度或色阶的高低不同,可直观地显示心室局部的收缩功能。目前,临床上常用的功能图除 SV 图外,还有 REF 图、矛盾运动图等。它们均从不同方面显示了局部心肌的收缩功能。临床上也用于估价局部室壁运动,与轴缩短率、REF 等联合应用,可提高探测局部室壁运动异常的准确性。

4.相位分析

相位分析是 1979 年 Adam 等提出的一种分析方法,其原理是对心血池显像所包含的每一像素在心动周期中形成的时间-放射性曲线进行正弦或余弦拟合,获取振幅因子和相位因子,振幅因子与每搏计数相关,表达该像素处心肌收缩的幅度。相位分析是一种显示心肌局部收缩功能、收缩协调性和激动传导过程的方法,对冠心病和室内传导异常疾病的诊断有重要价值。

相位因子为该像素在心动周期中开始收缩的时间。用不同的灰度或颜色代表不同大小的振幅和相位因子,显示在原像素区,即构成振幅图和相位图,同时还可获得相位直方图以及用相位电影的形式进行显示。

(1)振幅图:振幅图显示心肌各部位的收缩幅度。以不同的灰度和色阶显示,灰度和色阶高的区域表示收缩幅度大,反之收缩幅度小。正常振幅图左心室呈卵圆形,右心室为 L 形,左、右心房呈八字形位于两心室上方。正常左心室收缩幅度大于右心室,故灰度或色阶较右心室高。左心室心尖和游离壁收缩幅度最大,故灰度或色阶最高。局部室壁运动障碍处灰度或色阶减低。

(2)相位图:相位图显示心脏各部位的收缩时序。以不同的灰度或色阶显示,灰度或色阶高的区域代表开始收缩的时间晚,反之收缩发生早。正常相位图的形态与振幅图相似,由于正常左、右心室各部位的收缩基本同步,故两心室的灰度成色阶差别不大,以 16 种颜色显示的彩色相位图上,两心室的颜色相差不超过 3 个灰阶。由于心房与心室呈逆向运动,故房室间灰度或色阶相差较大。

(3)相位直方图:相位直方图为各像素区的相位频率分布图,其横坐标为相位角的度数(0°～360°),纵坐标为一定范围相位角的像素个数。正常相位直方图上有心室和心房大血管两个峰,心室大血管峰高而窄,心房大血管峰低而宽,二者均呈正态分布并相距180°。对相位直方图可进行定量分析,计算心室峰的相角程(即心室峰底宽 VW)、相位标准差(SDP)和偏态(SK)等,这些参数均反映心室收缩的同步性。亦可分别计算左、右心室的上述参数,反映每一心室收缩的同步性。参考正常值为左心室相角程(LVW):44±4.06;左心室相位标准差(LVSDF):10.33±1.88;左心室偏度(LVSK):0.06°±0.18°。

(4)相位电影:根据心肌收缩与心电兴奋的对应关系,对心肌依次收缩的部位,用光点作标志,进行动态显示,直接观察心肌激动和传导的过程,即为相位电影。正常时,心肌兴奋始于右心房相当于窦房结处,继之向左、右心房扩布。向下传导至房室结时,由于兴奋在房室结内延缓,且房室结本身不具收缩性,故光点消失,经瞬间延搁后兴奋自房室结传出,光点再现,先出现于室间隔基底部右侧,然后沿着室间隔下行,迅速传导至左、右心室,最后消失于左心室或右心室基底部。本法对显示室内传导异常较为直观。

第六节　运动系统疾病核医学成像

一、原理

(一)静态骨显像原理

骨骼组织主要是由无机盐羟基磷灰石晶体和有机质骨胶原、骨黏蛋白等构成。^{99m}Tc 或 ^{113m}In 标记的磷或磷酸盐化合物是通过化学吸附方式与晶体表面和有机质(骨胶原)结合而沉着在骨骼内,使骨组织聚集放射性而显像。骨骼各部位聚集放射性核素的多少与其血流灌注量和代谢活跃程度有关。当骨骼组织无机盐代谢更新旺盛,局部血流量增加,成骨细胞活跃和新骨形成时,可较正常骨骼聚集更多的趋骨性放射性药物,显像图上呈现异常放射性浓集区;当骨骼组织血液供应减少,或病变部位呈溶骨性变化时,骨显像剂聚集亦随之减少,可形成放射性稀疏区。

(二)三相骨显像原理

静脉注射显像剂后进行局部骨血流、血池和延迟三个时相的显像,可观察到病变部位动脉血流灌注、血床量和骨盐代谢等方面的情况,综合分析有助于提高一些骨骼疾病的诊断率和探讨其发病机制。

二、适应证

(1)恶性肿瘤怀疑骨转移:X线摄片无异常发现或结果不能确定时,早期寻找转移病灶,肺癌、乳腺癌、前列腺癌等肿瘤患者手术前后定期全身骨显像检查。

(2)全身或局部骨痛,排除骨肿瘤。

(3)疑似某些代谢性骨病。

(4)观察移植骨的血供和存活情况。

(5)骨肿瘤患者放射治疗野的判定,放疗或化疗的评价。

(6)诊断骨缺血坏死,观察血供状况。

(7)诊断骨髓炎,特别是临床高度怀疑而X线阴性者。

(8)判断X线难以发现的骨折,如应力性骨折等。

(9)鉴别陈旧性或新近发生的压缩性椎体骨折。

(10)烧伤后骨坏死的诊断、治疗随访及预后判断。

三、显像剂

(一)^{47}Ca、^{85}Sr

早期用于骨显像,但由于其核物理特性的固有缺陷,现已被淘汰。

(二)^{99m}Tc-磷酸盐

现为临床上应用最广泛的显像剂。

(1)^{99m}Tc-亚甲基二磷酸盐(MDP),注射后1小时和6小时,骨骼沉积量分别为55%、68%。6小时尿累积排出量为未进入骨骼量的60%~70%。

(2)^{99m}Tc-焦磷酸盐(PYP),注射后1小时和6小时进入骨骼沉积量分别为40%、47%。未进入骨骼的部分有50%从尿中排出。

MDP的生物学特性明显好于PYP,临床上应用最为常见。

四、方法

(1)患者无须做特殊准备。

(2)^{99m}Tc-磷酸盐标记。①准备:取MDP(或PYP)冻干品一支(MDP 5 mg,氯化亚锡0.5 mg;PYP 10 mg,氯化亚锡0.5 mg),注入$^{99m}TcO_4$淋洗液2~8 mL(比放射性为74~740 MBq/mL),充分摇匀,放置5分钟备用;标记药物无色透明,标记后3小时内均可使用。②^{99m}Tc-磷酸盐放化纯测定:纸层析,使用新华滤纸1号,展开剂为 85% 甲醇；^{99m}Tc-MDP，$R_f = 0$，^{99m}TcO$_4^-$ = 1.0。

（3）受检者口服过氯酸钾（KClO$_4$）400 mg，20 分钟后，静脉注射 ^{99m}Tc-MDP 740～1 110 MBq（20～30 mCi）。鼓励受检者多饮水，多排尿，以加速非骨组织放射性清除，降低非骨组织本底。2～4 小时后进行显像，显像前排空小便，必要时进行导尿。显像时移去受检者身上的金属物品，如皮带扣、钥匙串等。

（4）三相骨显像。①血流、血池显像：矩阵 64×64，每 3 秒一帧连续采集 20 帧，再每分钟采集一帧连续采集 5 帧；②延迟显像：3 小时静态骨显像，必要时行 24 小时延迟显像。

五、仪器条件

（1）应用大视野 γ 相机做全身扫描时，做前位、后位全身显像，将探头尽量接近体表，对局部可疑病变行局部静态显像。

（2）低能高分辨或低能通用准直器。必要时局部静态显像采用针孔准直器。

（3）如无全身显像 γ 相机，可用一般 γ 相机进行分段显像，因患者排尿后膀胱内放射性减少，故依次先做骨盆前位及后位显像，然后做腰部、胸部、下肢，最后做头颅、下肢显像。显像时注意左、右、上、下肢对称部位采集时间应相同。

六、影像分析

（一）正常影像

（1）全身骨骼显影清晰，放射性分布均匀，左、右对称。

（2）血运丰富、代谢活跃的疏质骨，放射性浓聚较多，主要包括颅骨、胸骨、脊椎、骨盆等扁平骨；长骨骨骺端，肩关节、胸锁关节、骶髂关节等大关节处呈对称性放射性增浓。

（3）双肾中度显影，有时可见到肾盂肾盏少量放射性滞留。

（4）儿童及青少年骨显像特征：生发中心摄取增加；不同年龄段其摄取量存在很大差异；颅骨骨缝摄取增加；耻骨联合摄取增加。

（二）异常影像

骨显像异常变化，根据放射性聚集的多少分为放射性浓聚区（热区）和放射性稀疏区（冷区）；根据放射性浓聚病灶的形态不同可表现为点状、圆形、条形、片状和团块状等；根据异常表现的数目可分为单发或多发。

1.骨异常放射性浓聚区（热区）

这是骨显像最常见的异常特征。凡是可产生骨质破坏和新骨形成的病变

（如骨转移肿瘤、原发性骨肿瘤、骨折、骨髓炎和骨膜撕裂等）及骨质代谢紊乱性疾病（如畸形性骨炎）均可产生异常的放射性浓聚区。

2.骨异常放射性稀疏区（冷区）

凡是可产生骨骼组织血液供应减少或产生溶骨的病变（如骨囊肿、骨梗死、骨坏死早期、骨转移肿瘤、激素治疗后或放射治疗后）均可产生异常放射性稀疏区。

3.骨外异常放射性浓聚区

许多骨外病变可摄取骨显像剂，如不同程度钙化的心瓣膜、心包、包囊虫病、畸胎瘤，有羟基磷灰石形成的急性心肌梗死，泌尿系统某些结石，某些软组织恶性肿瘤或炎症等。肿瘤放疗后照射野软组织亦可浓聚，判断结果时应予以注意。

4.超级影像

肾不显影的骨骼影像称"超级影像"，是显像剂聚集在骨组织明显增加的表现。对于恶性肿瘤患者，这种影像提示有广泛弥漫骨转移的可能。这种骨影像也是代谢性骨病的表现之一。

5.代谢性骨病骨影像的一般特征

（1）骨影普遍增浓。

（2）头盖骨和下颌骨尤为明显。

（3）肋软骨呈串珠状。

（4）领带样胸骨影。

（5）肾影不清。

（6）肺和胃等软组织异常钙化影像。

（7）24 小时全身^{99m}Tc-MDP 存留率明显增高。

（8）常伴有散在的假性骨折影像。

6.三相骨显像异常征象

（1）血流相异常。①局部放射性增高：骨骼部位或连同邻近的软组织内放射性异常增高示骨骼局部动脉灌注增强，常见于原发性恶性骨肿瘤和急性骨髓炎；②局部放射性减低：示该局部动脉灌注减少，可见于股骨头缺血性坏死、骨梗死和一些良性骨病变。

（2）血池相异常。①局部放射性增高：可以由局部血管增生扩张造成，如骨骼恶性肿瘤和骨髓炎等；也可以由静脉回流障碍所致，如儿童特发性股骨头坏死等。②局部放射性减低：多与局部放射性增高同时存在，表现为局部放射性分布不匀，减低部位为坏死区。

（3）延迟显像同前。

七、临床意义

(一)转移性骨肿瘤

（1）易发生骨转移的肿瘤，如乳腺癌、肺癌、前列腺癌、鼻咽癌等肿瘤的术前诊断及术后随访观察。

（2）骨显像早期发现骨转移肿瘤较 X 线摄片敏感，一般认为要早半年以上显示病变，这是由于 X 线诊断骨肿瘤的基础是骨骼被肿瘤侵犯引起脱钙、致局部解剖密度差异方能被显示、核素骨显像除对转移肿瘤诊断具有高的灵敏度外，另一重要因素是能全身成像，反映不同病变部位情况，而 X 线受摄片范围的影响，难免遗漏病变部位的检测。

（3）骨显像所显示的转移肿瘤部位与临床常见疼痛部位大多相一致，但很多患者早期可无骨痛的表现。如前列腺癌老年患者，大约 40％骨显像阳性而无临床骨痛症状。

（4）骨转移肿瘤的转移部位以中轴骨占 90％，其中脊椎骨 39％，肋骨、胸骨和肩胛部均 28％，骨盆 12％，颅骨 10％。

(二)原发性恶性骨肿瘤

1.骨肉瘤

多见于 10～20 岁年轻人，平均为 14.6 岁，男、女之比为 2：1。发病以膝关节上下的股骨（58.9％）、胫骨（21.4％）为多见。早期易发生肺转移，尸检发现25％患者有骨转移。骨显像在制定骨肉瘤治疗计划时，尤其是外科切除肿瘤时能提供有价值的信息。按照骨显像的范围行外科切除是有效和安全的。

骨显像表现特征为：①血流血池相见局部血供增加；②延迟相见病变处放射性异常浓聚；③同侧近端骨摄取增加，可能与血流量增加、骨塑形改变有关；④部分肺转移灶也能浓聚骨显像剂；⑤远离病灶的骨骼呈放射性异常浓聚，提示骨肉瘤转移的可能性大。

2.尤因肉瘤

尤因肉瘤为一种原发骨恶性肿瘤，来源于骨髓的结缔组织。约占骨恶性肿瘤的 10％～15％。发病在 20 岁以前，多发于 10～14 岁。男女之比约为2：1。发病最常见部位为骨盆（25％），其次是肋骨、股骨、脊柱、胫骨、腓骨、肩胛骨等。

骨显像在确定尤因肉瘤的范围和早期诊断转移瘤上优于 X 线检查。

骨显像表现特征:不像骨肉瘤反应性充血严重,故延迟显像能准确确定病变的范围,有助于放射治疗计划的制订和外科手术切除范围的确定。尤因肉瘤易发生骨转移,骨显像进行随访观察是有价值的。

3.软骨肉瘤

软骨肉瘤多见于成年人,儿童罕见。好发部位以髂骨多见,其次是长骨,如股骨、胫骨或肱骨等上端。病变大多位于干骺端,靠近软骨板处。

骨显像特征:①血流血池相为局部血供增加;②延迟相见病变处摄取增加;③病变轮廓改变,肿瘤边界清楚。

4.骨膜肉瘤

骨膜肉瘤来源于骨膜或骨膜外结缔组织,多发于股骨远端、肢体骨、掌骨、趾骨等。骨显像可见局部骨或骨干外放射性浓聚区。

5.多发性骨髓瘤

发病年龄以40岁以上较多见。X线片骨骼有多发的穿凿样溶骨性缺损,X线片出现异常为40%。骨显像表现为局部放射性浓聚或缺损改变。

(三)骨良性肿瘤

良性骨肿瘤多见于儿童和青少年,好发部位以长骨为主。骨显像对骨良性肿瘤是一种辅助性诊断检查。良性骨肿瘤的血流显像中,病变部位不出现放射性增高或者出现放射性轻微增高。恶性骨肿瘤的血流显像则在病变部位见到放射性明显增高。

(四)骨和软组织炎症

1.骨髓炎

特别是血源性骨髓炎多发生于儿童。早期诊断相当困难,因为临床症状和体征、实验室检查以及X线片的征象常常是非特异性的、不肯定的,或者无异常发现。骨髓炎发生部位以股骨和胫骨及长骨干骺端多见。骨显像在临床症状出现后1~2天即可见到异常征象;而X线则要在7~10天发现异常。

骨显像特征表现为血流血池相显示病变部位摄取增高,延迟显像亦示摄取增加。但在病程早期,三相骨显像的延迟骨显像可表现为"冷区"。随着病程发展,"冷区"可逐渐被放射性浓聚所取代。

2.蜂窝织炎

骨显像的特征表现为血流血池相非局限性中等度放射性增加,与骨髓炎不同之处在于延迟相放射性逐渐减弱或消失。

(五)骨外伤

骨显像在骨折后数小时内即可出现异常放射性浓聚,特别是对应力性骨折的诊断具有极高的价值,其骨显像特征表现为病损处出现梭形放射性异常浓聚。骨显像对陈旧性骨折亦有诊断价值。骨折后骨显像随访可以显示骨折愈合的程度。

(六)代谢性骨疾病

骨显像对代谢性骨疾病的敏感性较高,但其特异性较差。归纳其骨显像特征为:①广泛的中轴骨放射性增加;②弥漫性长骨放射性增加;③干骺端和关节周围的放射性增加;④锁骨和下颌骨的放射性增加;⑤肋软骨连接处的串珠征;⑥胸骨领带征;⑦肾脏不显影或显影较差。不同的代谢性骨疾病具有自身的骨显像特征,有时较难鉴别。

1.骨质疏松

中老年骨质疏松早期骨显像无特征性表现;中晚期骨显像见弥漫性放射性减低,以脊柱、四肢骨较明显。

2.骨质软化征

骨质软化征是成年人骨基质有过量的类骨质累积而使骨软化的一种疾病,最常见的症状是骨痛、肌无力。骨显像特征为骨摄取示踪剂普遍增加,骨和软组织的放射性比值明显增高,尤以颅骨、下肢骨、下颌骨及关节周围最为明显。

3.甲状旁腺功能亢进症

原发性甲状旁腺功能亢进主要因甲状旁腺瘤腺体分泌过多所致,伴血清钙升高、血清磷降低、血清碱性磷酸酶及甲状旁腺素升高。其骨显像特征表现为弥漫性骨放射性增高,较少见到串珠征和领带征。而肾性骨营养不良伴继发性甲状旁腺功能亢进,双肾不显影或显影极差,呈超级影像征象。

4.畸形性骨炎(Paget病)

Paget病多发于40岁以上,男性多于女性。病理生理改变为骨吸收增加,新生的异常畸形骨生成。临床症状表现为骨痛。骨显像特征表现为病变骨呈边缘锐利的大片摄取增高,伴骨弯曲增粗。定期进行骨显像对Paget病的随访及治疗效果的判断是有价值的。

(七)缺血性坏死

缺血性坏死可发生于任何骨骼,但股骨头缺血性坏死最为常见。

1.股骨头缺血性坏死

骨显像特征为早期见患侧股骨头区摄取减少,逐渐呈现"炸面圈"样改变,即股骨头中心放射性减少而周边放射性增多。后期由于髋面磨损更加严重,放射性浓聚愈加明显,掩盖了股骨头坏死的放射性减少区,但行断层显像大多仍能见到"炸面圈"样征象,有助于诊断。

2.骨梗死

骨显像特征:①早期可见梗死区放射性摄取减低;②后期病变部位呈局限性放射性增高。

(八)关节疾病

1.类风湿关节炎

骨显像较 X 线摄片更能早期发现病变,其骨显像特征表现为受累关节放射性明显增强,以腕关节、掌指关节、指间关节、肘关节等呈弥漫性放射性增高征象最为常见。

2.骨关节炎或退行性关节病

骨显像特征表现为第一腕掌关节放射性明显增加,也可能见到远端指(趾)间关节的放射性增加,有时见到更多的关节受侵犯。

3.化脓性关节炎

多发生在儿童,常发生在皮肤或上呼吸道感染之后,局部红、肿、痛和全身症状是最常见的征象。

髋部的化脓性关节炎,骨显像显示股骨头摄取骨显像剂减低或缺如,这是由于关节囊压力增加引起缺血所致。

(九)移植骨监测

移植骨是否存活,不同植骨材料诱骨形成的定量分析等,骨显像比 X 线片具有明显的优势。

骨显像对移植骨的判断,如血池相及静态相移植骨放射性高于或等于健侧示存活良好;相反,若移植骨放射性缺损呈透明区示微循环障碍导致移植骨死亡。还可对植骨材料诱骨形成进行定量分析。

第三章

胸部疾病X线诊断

第一节 食 管 疾 病

一、食管平滑肌瘤

(一)概述

食管平滑肌瘤在食管良性肿瘤中最常见(约占90%)。男性多于女性,男女之比例为2∶1。各年龄均有发病,多发于20～50岁。多为单发,少数为多发。

(二)局部解剖

食管是咽和胃之间的消化管。食管起初很短,随着颈部的伸长和心肺的下降,而逐渐增长。在发育过程中,食管的上皮细胞增殖,由单层变为复层,使管腔变狭窄,甚至一度闭锁,以后管腔又重新出现。

食管可分为颈段、胸段和腹段。人体食管的颈段位于气管背后和脊柱前端,胸段位于左、右肺之间的纵隔内,胸段通过膈孔与腹腔内腹相连,腹段很短与胃相连。①颈部:长约5 cm,其前壁借疏松的结缔组织与气管贴近,后方与脊柱相邻,两侧有颈部的大血管。②胸部:长18～20 cm,前方自上而下依次有气管、左主支气管和心包,并隔心包与左心房相邻。该部上段的左前侧有主动脉弓,主动脉胸部最初在食管的左侧下降,以后逐渐转到食管的右后方。③腹部:最短,长1～2 cm,与贲门相续。食管全长有3处狭窄和3个压迹。第一处狭窄位于食管的起始处,距切牙约15 cm,第二处在食管与左主支气管的交叉处,距切牙约25 cm,第三处在食管穿膈处,距切牙约40 cm。

上述3个狭窄常是食管损伤、炎症和肿瘤的好发部位,异物也易在此滞留。

食管全长还有 3 处压迹：①主动脉弓压迹，为主动脉弓自食管的左前方挤压而成，压迹的大小，随年龄而增加；②左主支气管压迹，紧靠主动脉弓压迹的下方，与食管第二处狭窄的位置一致，是左主支气管压迫食管的左前壁所致；③左心房压迹，长而浅，为左心房向后挤压食管所致，压迹可随体位和心的舒缩而变化（图 3-1）。

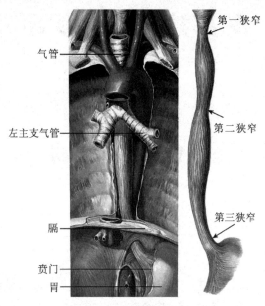

图 3-1　食管解剖图

（三）临床表现与病理基础

约半数平滑肌瘤患者完全没有症状，是因其他疾病行胸部 X 线检查或胃肠道造影发现的。有症状的也多轻微，最常见的是轻度下咽不畅，很少影响正常饮食。一小部分患者诉疼痛，部位不定，可为胸骨后、胸部、背部及上腹部隐痛，很少剧烈疼痛，可单独发生或与其他症状并发。有 1/3 左右患者有消化功能紊乱，表现为胃灼热、反酸、腹胀、饭后不适及消化不良等。个别患者有呕血及黑便等上消化道出血症状，可能因肿瘤表面黏膜糜烂、溃疡所致。

肿瘤呈圆形、椭圆形，也有不规则形状，如分叶型、螺旋形、生姜形、围绕食管生长呈马蹄形。食管平滑肌瘤有多个肿瘤的可致整个食管壁增厚，诊断有一定困难。肿瘤质坚韧，多有完整的包膜，表面光滑。肿瘤主要向腔外生长，生长缓慢，切面呈白色或带黄色。组织切片见为分化良好的平滑肌细胞，长梭形，边界清楚，瘤细胞呈束状或漩涡状排列，其中混有一定数量的纤维组织，偶尔也可见神经组织。食管平滑肌瘤变为肉瘤的很少。

(四)X线表现

食管钡餐造影是检查该病的主要方法之一。壁间型:肿瘤在腔内或同时向腔外生长,并可同时向两侧生长。切线位表现为向腔内凸出的半圆形或分叶状,边缘锐利的充盈缺损,病变区与正常食管分界清楚,呈弧状压迹并呈锐角;正位肿瘤表现为圆形充盈缺损。当钡剂通过后,肿瘤周围为钡剂环绕,在肿瘤上下缘呈弓状或环状影,称为"环形征",为本病的典型表现。向壁外生长:体积较大,可造成纵隔内软组织肿块,后者与食管内的充盈缺损范围相符,肿块可误认为纵隔肿瘤。肿瘤区黏膜皱襞撑平消失,可见"涂布征",肿瘤周围黏膜皱襞正常,部分肿瘤表面可见不规则龛影(图 3-2)。纤维食管镜检查是检查该病重要方法,但食管镜检查给患者带来一定痛苦,且禁忌证较多,一般在钡餐检查确定病变位置但对其良恶性征象不明确时可通过食管镜检查,必要时可取样活检。

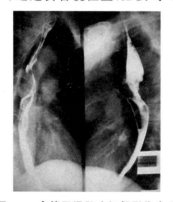

图 3-2　食管平滑肌瘤钡餐影像表现

二、食管癌

(一)概述

食管癌是指由食管鳞状上皮或腺上皮的异常增生所形成的恶性病变。其发展一般经过上皮不典型增生、原位癌、浸润癌等阶段。食管鳞状上皮不典型增生是食管癌的重要癌前病变,由不典型增生到癌变一般需要几年甚至十几年。长期不良的生活或饮食习惯可能是导致食管癌发生的元凶。

(二)临床表现与病理基础

食管癌起病隐匿,早期可无症状。部分患者有食管内异物感,或食物通过时缓慢或有哽噎感,也可表现为吞咽时胸骨后烧灼、针刺样或牵拉样痛。进展期食管癌患者则常因咽下困难就诊,吞咽困难呈进行性发展,甚至完全不能进食。常伴有呕吐、上腹痛、体重减轻等症状。病变晚期因长期摄食不足可伴有明显的营养不良、消瘦、恶病质,并可出现癌转移、压迫等并发症。

早期食管癌可分为隐伏型、糜烂型、斑块型和乳头型,其中以斑块型为最多见。中晚期食管癌可分为五型,即髓质型、蕈伞型、溃疡型、缩窄型和未定型。我国约占 90% 为鳞状细胞癌,少数为腺癌。

(三)X 线表现

食管钡餐造影对食管癌的有较特异性征象,因此诊断率较高。增生型以充盈缺损为主,浸润型以环形狭窄为主要征象,溃疡型多见不规则龛影,混合型则具有多种特征。检查时常见病变近端扩张,破入纵隔或与支气管相通者,可见累及部位的相关影像学改变。对早期食管癌 X 线表现为食管黏膜皱襞紊乱、中断、管壁局限性僵硬、蠕动中断,钡剂流经时速度减慢,病变处出现小的充盈缺损及小龛影等;较晚期食管癌表现食管较明显不规则狭窄,黏膜紊乱、中断及破坏消失,充盈缺损明显,形态多样龛影(图 3-3～图 3-6)。

三、食管炎性疾病

(一)概述

食管炎是指食管黏膜浅层或深层组织由于受到不正常的刺激,食管黏膜发生水肿和充血而引发的炎症,可分为原发性与继发性食管炎。按病理学可分成两大类,即急性食管炎与慢性食管炎。

1.急性食管炎

(1)单纯性卡他性炎:常因食入刺激性强的或高温食物引起。

(2)化脓性炎:多继发于食管憩室引起的食物潴留、腐败、感染,或形成脓肿,或沿食管壁扩散造成蜂窝织炎,进而可继发纵隔炎、胸膜炎与脓胸。

(3)坏死性食管炎:强酸、强碱等化学腐蚀剂可造成食管黏膜坏死及溃疡形成,愈合后可引起瘢痕狭窄。此外,还可由某些传染病如伤寒、猩红热、白喉等的炎症病变波及食管黏膜所致。

2.慢性食管炎

(1)单纯性慢性食管炎:常由于长期摄入刺激性食物,重度吸烟,食管狭窄致食物潴留与慢性淤血等引起。病理变化常呈现食管上皮局限性增生与不全角化,还可形成黏膜白斑。

(2)反流性食管炎:由于胃液反流至食管,引起食管下部黏膜慢性炎性改变。

(3)Barrett 食管炎:慢性反流性食管炎可引起食管下段黏膜的鳞状上皮被

胃黏膜柱状上皮所取代,成为 Barrett 食管,该处可发生溃疡或癌变(Barrett 食管腺癌)。

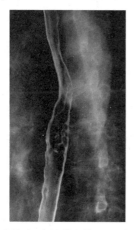

图 3-3　早期食管癌(小结节积簇型)钡餐造影影像表现

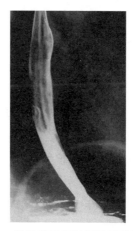

图 3-4　隆起型早癌钡餐造影影像表现

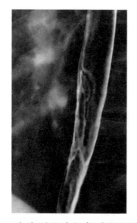

图 3-5　溃疡型早癌钡餐造影影像表现

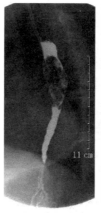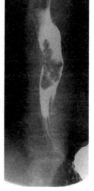

图 3-6　进展期食管癌(肿块型)钡餐造影影像表现

(二)临床表现与病理基础

　　食管炎其症状主要以吞咽疼痛、困难、心口灼热及胸骨后疼痛居多,当食管炎严重时可引起食管痉挛及食管狭窄。急性腐蚀性食管炎系因吞服了强酸、强碱等化学腐蚀剂而造成食管严重损伤所引起的炎症。早期症状为流涎、呕吐、发热及吞咽疼痛和困难,胸骨后和剑突下疼痛,约2周上述症状渐消失,烧伤后期(约1个月后)再度出现吞咽困难,并有逐渐加重的趋势,出现部分或完全性食管梗阻。同时可能伴有咳嗽、发热等呼吸道吸入性感染的症状。

　　食管黏膜接触腐蚀剂后,数小时至 24 小时内食管产生急性炎症反应,食管黏膜高度水肿,表面糜烂,多伴渗出物、出血及坏死组织,由于组织高度水肿和痉挛等造成食管早期梗阻。水肿一般在3天后开始消退,数天至2～3周为炎症反应消退时期,3周后开始瘢痕形成,食管逐步收缩变窄,可造成食管狭窄,严重者食管壁全部被纤维组织代替,并与周围组织粘连。

临床表现通常为胸骨后或心窝部疼痛,轻者仅为灼热感,重者为剧烈刺痛。疼痛常在食物通过时诱发或加重,有时头低位如躺下或向前弯腰也能使疼痛加重。疼痛可放射至背部。早期由于炎症所致的局部痉挛,可出现间歇性咽下困难和呕吐。后期由于纤维瘢痕所致的狭窄,可出现持续性吞咽困难和呕吐。

病理改变急性期为黏膜充血、水肿,易出血,形成糜烂和表浅溃疡;慢性期病变可深达肌层,引起黏膜下层内纤维组织增生,黏膜面可呈轻度息肉样变。纤维收缩可形成食管宫腔狭窄和食管缩短。

(三)X线表现

1.急性食管炎

X线检查应在急性炎症消退后,患者能吞服流食方可做食管造影检查。如疑有食管瘘或穿孔,造影剂可流入呼吸道,最好采用碘油造影。依据病变发展分为如下几种。①急性期(1～3天):因黏膜水肿、出血,管壁蠕动减弱或消失,可产生阵发性痉挛。因黏膜脱落,造影剂在黏膜面附着不好,并可见不规则浅钡斑。②中期(3～10天):食管呈收缩、狭窄状态,不能扩张。可见多发浅或深之溃疡,黏膜皱襞紊乱。③晚期:主要表现为管腔狭窄,其范围一般较长,也可以生理性狭窄部位为主,造影剂难以通过。食管缩短,狭窄以上可见扩张。狭窄部分可见溃疡龛影或有假性憩室形成(图3-7)。

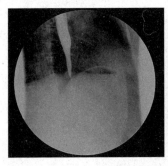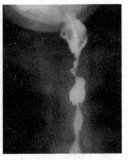

图3-7　腐蚀性食管炎X线影像表现

2.慢性食管炎

反流性食管炎早期:食管钡餐造影可能无明显异常,或可见食管下段轻微痉挛改变,偶见锯齿状第三收缩波,可见黏膜充血,水肿。中期:表面糜烂,浅表溃疡,食管壁毛糙,可见针尖状钡点,小龛影。晚期:可出现食管管腔狭窄,狭窄段与正常段分界不清,管壁不光整、僵硬,部分可出现滑动性食管裂孔疝征象(图3-8、图3-9)。胃-食管闪烁显像表现:此法可估计胃-食管的反流量在患者腹部缚上充气腹带,空腹口服含有 $300~\mu Ci$ ^{99m}Tc-Sc 的酸化橘子汁溶液 300 mL(内含橘子汁 150 mL 和 0.1 mol/L HCl 150 mL),并再饮冷开水 15~30 mL 以清除食管内残留试液,直立显像。正常人 10~15 分钟后胃以上部位无放射性存在否则则表示有食管炎存在。此法的敏感性与特异性约 90%。

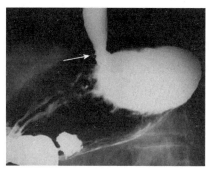

图 3-8 反流食管炎钡餐造影影像表现(箭头所示)

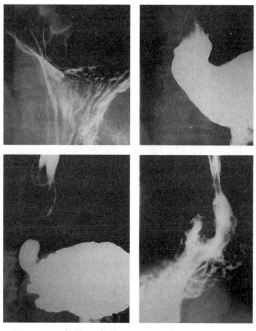

图 3-9 短食管型食管裂孔疝钡餐造影影像表现

四、贲门失弛缓症

(一)概述

贲门失弛缓症,此病过去曾称为贲门痉挛,是食管贲门部的神经肌肉功能障碍所致的食管功能性疾病。其主要特征是食管缺乏蠕动,食管下端括约肌高压和对吞咽动作的松弛反应减弱。功能性狭窄和食管病理性扩张可同时存在。本病为一种少见病(估计每 10 万人中仅约 1 人),可发生于任何年龄,但最常见于20～39 岁。儿童少见,在男女性别上差异不大。

(二)临床表现与病理基础

主要为吞咽困难、胸骨后疼痛、食物反流及因食物反流误吸入气管所致咳嗽、肺部感染等症状。其中,无痛性吞咽困难是本病最常见最早出现的症状。食管扩张严重时可引起心悸、呼吸困难等压迫症状。食管贲门失弛缓症为食管下段肌壁的神经节细胞变性、减少,妨碍了正常神经冲动的传递,而致食管下端贲门部不能松弛。

(三)X 线表现

表现为食管自下而上呈漏斗状或鸟嘴状,边缘光滑,黏膜皱襞正常,钡剂通过贲门受阻,呈间隙性流入,狭窄段以上食管不同程度扩张,食管蠕动减弱或消失,第三收缩波频繁出现。需与食管下段占位性病变相鉴别(图 3-10)。

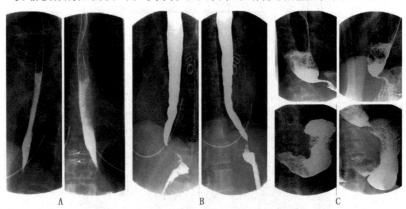

图 3-10　贲门失弛缓症钡餐造影影像表现

A.轻度;B.中度;C.重度

第二节　气管与支气管疾病

一、气管与支气管炎

(一)概述

气管与支气管炎是由生物、物理、化学刺激或过敏等因素引起的气管与支气管黏膜炎症,临床症状主要为咳嗽和咳痰,可分为急性与慢性两种。

(二)局部解剖

气管起于环状软骨下缘(平第6颈椎体下缘),向下至胸骨角平面(平第4胸椎体下缘),分为左、右主支气管,其分叉处称气管杈。左主支气管细而长,嵴下角大,斜行。右主支气管短而粗,嵴下角小,走行较直。主支气管进入肺门后,左主支气管分上、下两支,右主支气管分上、中、下3支,进入相应的肺叶,称肺叶支气管。肺叶支气管再分支即肺段支气管(图3-11)。

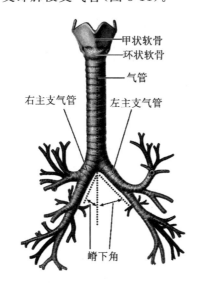

图 3-11　支气管树解剖图

(三)临床表现与病理基础

急性气管与支气管炎起病急,通常患者全身症状较轻,可有发热。初为干咳或少量黏液痰,随后痰量增多,咳嗽加剧,偶伴血痰。听诊可闻及散在干、湿啰音,咳嗽后减少或消失。呼吸道表现在 2～3 周消失,如反复发生或迁延不愈,可发展为慢性支气管炎。慢性支气管炎以咳嗽、咳痰为主要症状,患者每年发病持续 3 个月,连续 2 年或 2 年以上,并除外引起慢性咳嗽、咳痰的其他疾病。急性气管与支气管炎:气管、支气管黏膜充血水肿,淋巴细胞和中性粒细胞浸润;同时可伴纤毛上皮细胞损伤脱落;黏液腺体肥大增生。

(四)X 线表现

早期 X 线检查阴性,当病变发展到一定阶段,胸部 X 线检查上可出现某些异常征象,主要表现为肺纹理增多、增粗、增强、紊乱、扭曲及变形。由于支气管增厚,当其走行与 X 线垂直时可表现为平行的线状致密影,即"轨道征"。肺组织的纤维化表现为条索状或网状阴影。弥漫性肺气肿表现为肺野透亮度的增加,肋间隙增宽,心脏垂直,膈低平。小叶中心性肺气肿表现为肺透亮度不均匀,或形成肺大疱。肺组织的纤维化也可导致肺动脉压力过高,累及心脏,使肺动脉段隆凸、右心室肥厚增大(图 3-12)。

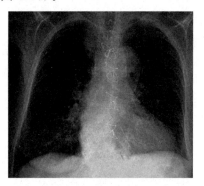

图 3-12　支气管炎 X 线影像表现

双肺纹理增多、增强、增粗、紊乱

二、支气管扩张

(一)概述

支气管扩张为较常见的慢性呼吸道疾病,是指支气管管腔超过正常范围的永久性或不可逆转性改变,分先天性和继发性两种,以后者居多。继发性支气管扩张大多继发于急、慢性呼吸道感染和支气管阻塞后,反复发生支气管炎症,致使支气管壁结构破坏,引起支气管异常和持久性扩张。

(二)临床表现与病理基础

主要为慢性咳嗽、咳大量浓痰、反复咯血、反复肺部感染和慢性感染中毒症状等,其严重度可用痰量估计:轻度,<10 mL/d;中度,10~150 mL/d;重度,>150 mL/d。50%~70%的患者有程度不等的咯血,咯血量与病情严重程度、病变范围有时不一致。患者反复感染常表现为同一肺段反复发生肺炎并迁延不愈。早期或干性支气管扩张可无异常肺部体征,病变重或继发感染时常可闻及下胸部、背部固定而持久的局限性粗湿啰音,有时可闻及哮鸣音。支气管扩张常常是位于段或亚段支气管管壁的破坏和炎性改变,受累管壁的结构,包括软骨、肌肉和弹性组织破坏被纤维组织替代。

肉眼可见支气管壁明显增厚,伴有不同程度的变形,管腔可呈囊、柱状或梭状扩张。扩张的管腔内常有黏液充塞、黏膜明显炎症及溃疡,支气管壁有不同程度破坏及纤维组织增生。镜下可见支气管壁淋巴细胞浸润或淋巴样结节,黏液腺及淋巴细胞非常明显。支气管黏膜的柱状上皮常呈鳞状上皮化生。支气管壁有不同程度的破坏,甚至不能见到正常结构,仅见若干肌肉及软骨碎片。管壁上有中性粒细胞浸润,周围肺组织常有纤维化、萎陷或肺炎等病理基础。一般炎性支气管扩张多见于下叶。由于左侧总支气管较细长,与气管的交叉角度近于直角,因此痰液排出比右侧困难,特别是舌叶和下叶基底段更是易于引流不畅,导致继发感染,伴随支气管行走的肺动脉可有血栓形成,有的已重新沟通。支气管动脉也可肥厚、扩张。支气管动脉及肺动脉间的吻合支明显增多。病变进展严重时,肺泡毛细血管广泛破坏,肺循环阻力增加,最后可并发肺源性心脏病、甚至心力衰竭。

(三)X线表现

支气管扩张在透视或平片肺部可无异常表现,有的表现为肺纹理增多、紊乱或呈网状、蜂窝状,还可见支气管管径明显增粗的双轨征或者不规则的杵状致密影。扩张的支气管表现为多发薄壁囊状空腔阴影,其内常有液平面。病变区可有肺叶或肺段范围肺不张,表现为密度不均的三角致密影,其内可见柱状、囊状透光区及肺纹理聚拢。继发感染时显示小片状和斑点状模糊影,或大片密度增高影,常局限于扩张部位。经治疗感染可以消退,易反复发作。因此,支气管扩张、肺部感染、肺不张三者常并存,且互为因果(图 3-13)。

三、先天性支气管囊肿

(一)概述

先天性支气管囊肿是胚胎发育时期气管支气管树分支异常的罕见畸形,分为纵隔囊肿、食管壁内囊肿和支气管囊肿。可为单发或多发,大小可从数毫米至一厘米,占据一侧胸廓的1/3～1/2。纵隔支气管囊肿大多位于隆突附近,通过蒂与一侧支气管相连。通常为孤立性,多位于后纵隔,中纵隔次之,上纵隔最少。先天性支气管囊肿可因周围结构的压力产生症状。

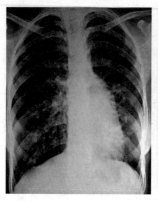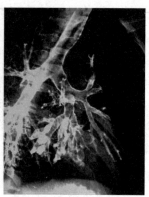

图 3-13　支气管囊状扩张 X 线影像表现

(二)临床表现与病理基础

婴幼儿的纵隔囊肿可压迫大气道引起呼吸困难,哮鸣或持续性咳嗽,运动时明显加重。一些成人的纵隔支气管囊肿可长到很大而没有症状。出现的症状或体征大多数是由于继发感染引起,或者由囊肿压迫周围组织或器官引起。胚芽发育障碍发生在气管或主支气管分支阶段形成的囊肿。

囊肿位于纵隔内,称为支气管囊肿;发生在小支气管分支阶段的发育障碍形成的囊肿,多数位于肺组织内,称为肺囊肿。支气管肺囊肿多见于下叶,两肺分布均等;纵隔支气管囊肿大多位于隆突附近,通过蒂与一侧支气管相连通常为孤立性,后纵隔多见,中纵隔次之,上纵隔最少。囊肿为单房或多房,薄壁,内覆呼吸性上皮,通常充满黏液样物质。囊壁可含黏液腺、软骨、弹性组织和平滑肌。

(三)X 线表现

单发囊肿一般下叶比上叶多见,而多发囊肿可见一叶、一侧或者双侧肺。

1.含液囊肿

含液囊肿呈圆形、椭圆形或分叶状;高密度影,密度均匀,出血者可见钙化;边缘光滑锐利,有时囊壁可见弧形钙化,周围肺组织清晰;深呼、吸气相囊肿形态大小可改变;邻近胸膜无改变。

2.含气囊肿

含气囊肿薄壁呈环状透亮影,囊肿壁厚度在 1 mm 左右;囊肿越大壁越薄;

囊壁内外缘光滑且厚度均匀一致;透视下或呼吸相摄片,可见其大小和形态有改变;与支气管相通处活瓣性阻塞,则形成张力性含气囊,同侧肺纹理受压集中,且被推向肺尖或肋膈区,纵隔向健侧移位;有时含气囊肿可见有间隔,表现为多房性。

3.液气囊肿

囊肿内可见液气平面;感染后囊壁增厚;反复感染后囊壁可有纤维化改变;并发感染则在其周围可见斑片状浸润影,与周围肺组织发生粘连,可是其形态不规则;位于叶间胸膜附近的肺囊肿感染时,可见局部叶间胸膜增厚。

4.多发性肺囊肿

多发性肺囊肿多见于一侧肺;多为含气囊肿,大小不等,占据整侧肺时,称为蜂窝肺或囊性肺;少数可见小的液平面,立位可见高低不平的多个液平面;囊壁薄而边缘锐利,感染后囊壁可增厚且模糊;通常伴有胸膜增厚;肺体积减小(图3-14)。

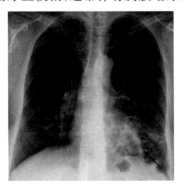

图 3-14　支气管囊肿 X 线影像表现

左下肺多发囊状影(箭头所示),内见液平面

四、气管、支气管异物

(一)概述

气管、支气管异物为临床常见急症。异物可存留在喉咽腔、喉腔、气管和支气管内,引起声嘶、呼吸困难等,右支气管较粗短长,故异物易落入右主支气管。本病75%发生于2岁以下的儿童。

(二)临床表现与病理基础

异物所在部位不同,可有不同的症状。喉异物:异物进入喉内时,出现反射性喉痉挛而引起吸气性呼吸困难和剧烈的刺激性咳嗽。如异物停留于喉入口,则有吞咽痛或咽下困难。如异物位于声门裂,大者出现窒息,小者出现呛咳及声嘶、呼吸困难、喉鸣音等。如异物为小膜片状贴于声门下,则可只有声嘶而无其他症状。尖锐异物刺伤喉部可发生咯血及皮下气肿。气管异物:异物进入气道立即发生剧烈呛咳,并有憋气、呼吸不畅等症状。随着异物贴附于气管壁,症状可暂时缓解;若异物轻而光滑并随呼吸气流在声门裂和支气管之间上下活动,可出现刺激性咳嗽,闻及拍击音;气管异物可闻及哮鸣音,两肺呼吸音相仿。如异物较大,阻塞气管,可致窒息。此种情况危险性较大,异物随时可能上至声门引起呼吸困难或窒息。支气管异物:早期症状和气管异物相似,咳嗽症状较轻。植物性异物,支气管炎症多较明显即咳嗽、多痰。呼吸困难程度与异物部位及阻塞程度有关。大支气管完全阻塞时,听诊患侧呼吸音消失;不完全阻塞时,可出现呼吸音降低。

(三)X线表现

气管、支气管异物在影像学中的具体表现,通常会与异物形状、异物大小及异物性质、停滞时间、感染与否等因素息息相关。

1.直接征象

金属、石块及牙齿等不透X线的异物在胸部X线片(胸片)上可显影。根据阴影形态可判断为何种异物。正位及侧位胸部X线检查能准确定位。密度低的异物在穿透力强的正位胸片、斜位胸片及支气管体层片上引起气道透亮阴影中断;非金属异物在X线上不易显示,根据异物引起的间接征象而诊断。

2.气管内异物

异物引起呼气性活瓣梗阻时,发生阻塞性肺气肿,使两肺含气增多。由于吸气时进入肺内的气体比正常情况少,胸腔负压增大,引起回心血量增多,故心脏阴影增大,同时膈肌上升。呼气时因气体不能排除,胸内压力增高,使心影变小,膈下降。这些表现与正常情况相反。

3.主支气管异物

一侧肺透光度增高:呼气性活瓣阻塞时患侧透明度升高,肺血管纹理变细。纵隔摆动:透视或者做呼、吸气相检查对比判断。呼气性活瓣阻塞时纵隔在呼气相向健侧移位,吸气时恢复正常位置。吸气性活瓣阻塞时纵隔在吸气相向患侧移位,呼气时恢复正常位置。阻塞性肺炎和肺不张:支气管阻塞数小时后可发生小叶性肺炎,较长时间的阻塞后发生肺不张。阻塞性肺炎表现为斑片状阴影,肺纹理增粗、密集、模糊。肺不张后,肺体积缩小,呈致密阴影。长期肺不张引起支气管扩张和肺纤维化,使阴影的密度不均匀。其他改变:肺泡因剧烈咳嗽时内压增高而破裂,肺间质内有气体进入发生间质性肺气肿,气体沿间质间隙进入纵隔而发生纵隔气肿,表现为纵隔旁带状低密度影,继之发生颈部气肿,面、头、胸部皮下气肿。气体从纵隔破入胸腔发生气胸。

4.肺叶支气管异物

早期为阻塞性肺炎,为反复发生或迁延不愈的斑片状阴影。发生肺不张后肺体积缩小、密度增高,病变发生在相应的肺叶内(图3-15)。

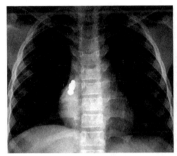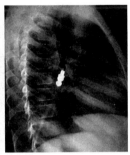

图3-15　右侧中间段支气管异物 X 线影像表现

第三节　肺先天性疾病

一、先天性肺发育不全

(一)概述

肺先天性发育不全可根据其发生程度分为 3 类:①肺未发生,一侧或双侧肺缺如;②肺未发育,支气管原基呈一终端盲囊,未见肺血管及肺实质;③肺发育不全,可见支气管、血管和肺泡组织但数量和/或容积减少。患者可能伴发肺血管及其他畸形病变。先天性肺发育不全最常见的原因是膈疝一侧膈肌不能关闭,腹腔脏器疝入胸腔,从而影响肺的发育。

(二)临床表现与病理基础

严重患者出生后即死亡。主要表现为呼吸困难,甚至呼吸窘迫及长期反复呼吸道感染,体检可见患侧胸廓塌陷,活动度减弱,叩诊呈浊音,听诊呼吸音减低或消失,患者可伴有其他先天性畸形的临床表现,如肾功能不全等。病情轻微者可能无明显临床症状仅于常规胸部 X 线检查时发现。

(三)X线表现

肺的发育异常通常表现为患侧片状密度均匀密度增高影,无肺纹理,患侧膈肌抬高,肋间隙变窄,纵隔偏向患侧;健侧代偿性肺气肿,血管纹理增粗。按肺发育状况具体分为如下几种:①一侧肺不发育,患侧胸腔无含气肺组织及支气管影,纵隔向患侧移位,健侧肺代偿气肿或伴发肺纵隔疝;②一侧肺发育不全,患侧部分肺膨胀不全,或呈均匀致密影,纵隔向患侧移位;③肺叶发育不全,肺内密实影尖端指向肺门,支气管造影可见支气管扩张(图3-16)。

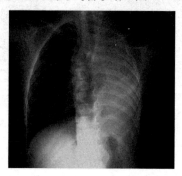

图3-16　先天性肺发育不全X线影像表现

二、肺隔离症

(一)概述

肺隔离症是一种先天畸形,指没有功能的胚胎性、囊肿性肺组织从正常肺隔离出来。一般不与呼吸道相通连,供血动脉来自主动脉(胸主动脉或腹主动脉分支)。可分为两型:叶内型及叶外型,叶内型较多见,病肺与其邻近正常肺组织被同一脏层胸膜所覆盖,可发生在任何肺叶内,但多见于肺下叶。尤以左侧后基底段为多。叶外型较少见,病部位于其邻近正常肺组织的脏层胸膜外,多数位于左肺下叶与横膈之间。

(二)临床表现与病理基础

病肺初始阶段可不与正常支气管相通,可无任何症状,仅在X线检查时发现胸内有肿块状阴影。患者可出现咳嗽、咳痰、发热和反复肺感染等症状。肺隔离症是肺的发育畸形,部分肺组织与主体肺分隔,并形成无功能囊性肿块。叶内型者病肺周围系正常肺组织,二者有共同的胸膜包裹,与正常支气管系统相通,并有来自体循环的异常动脉,本型约60%位于左侧,几乎均在下叶的后基底段。叶外型者病变部分有自身的胸膜,也有来自体循环的异常动脉,多在肺下韧带内,同时有肺动脉、肺静脉回流至奇静脉、半奇静脉和门脉系统,病变部位的支气管与正常的支气管不相通,故不具呼吸功能。

(三)X线表现

肺野下叶后基底段近脊柱旁圆形或类圆形密度增高影少数有分叶状,边界清晰,密度较均匀,常合并感染,与气道相通时可见囊状影像,可见气液平面。胸部X线检查主要是发现病灶及位置(图3-17)。

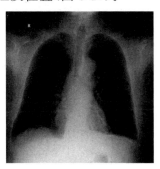

图 3-17　肺隔离症 X 线影像表现

第四节　肺实质性疾病

一、肺水肿

(一)概述

肺水肿是指由于某种原因引起肺内组织液的生成和回流平衡失调,使大量组织液在很短时间内不能被肺淋巴和肺静脉系统吸收,从肺毛细血管内外渗,积聚在肺泡、肺间质和细小支气管内,从而造成肺通气与换气功能严重障碍。在临床上表现为极度的呼吸困难,端坐呼吸,发绀,大汗淋漓,阵发性咳嗽伴大量白色或粉红色泡沫痰,双肺布满对称性湿啰音。肺水肿分为心源性和非心源性两大类。本病可严重影响呼吸功能,是临床上较常见的急性呼吸衰竭的病因。

(二)临床表现与病理基础

肺水肿间质期,患者常有咳嗽、胸闷,轻度呼吸浅速、急促,查体可闻及两肺哮鸣音。肺水肿液体渗入肺泡后,患者可表现为面色苍白,发绀,严重呼吸困难,咳大量白色或血性泡沫痰,两肺满布湿啰音。

肉眼可见肺表面苍白,含水量增多,切面有大量液体渗出。显微镜下观察,可将其分为间质期、肺泡壁期和肺泡期。间质期是肺水肿的最早表现,液体局限在肺泡外血管和传导气道周围的疏松结缔组织中,支气管、血管周围腔隙和叶间隔增宽,淋巴管扩张。液体进一步潴留时,进入肺泡壁期。液体蓄积在厚的肺泡毛细血管膜一侧,肺泡壁进行性增厚。发展到肺泡期时,可见充满液体的肺泡壁丧失了环形结构,出现褶皱。无论是微血管内压力增高还是通透性增加引起的肺水肿,肺泡腔内液体的蛋白均与肺间质内相同,提示表面活性物质破坏,而且上皮丧失了滤网能力。

(三)X线表现

间质性肺水肿X线主要表现肺静脉影增粗,肺门影变大、变模糊,可见Kerley线征,肺叶间裂增厚等;肺泡性肺水肿表现为两肺可见大片状模糊影,多位于肺中心部或基底部,及可见"蝶翼征",可伴少量胸腔积液,肺泡性肺水肿病变动态变化大。急性呼吸窘迫征引起的肺水肿X线表现通常为散在片状模糊影,随病变发展融合成大片毛玻璃样影或实变影,广泛肺影密度增高称为"白肺",对复张性肺水肿、神经性肺水肿结合病史即可得出诊断(图3-18)。

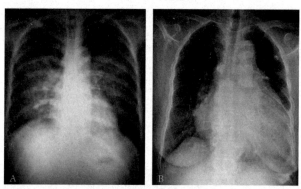

图3-18　肺水肿X线表现

A.肺泡性肺水肿X线影像表现"蝶翼征";B.间质性肺水肿X线影像表现

二、肺气肿

(一)概述

肺气肿是指终末细支气管远端的气道弹性减退,过度膨胀、充气和肺容积增大或同时伴有气道壁破坏的病理状态。按其发病原因肺气肿有如下几种类型:老年性肺气肿、代偿性肺气肿、间质性肺气肿、灶性肺气肿、旁间隔性肺气肿、阻塞性肺气肿。

(二)临床表现与病理基础

临床表现症状轻重视肺气肿程度而定。患者早期可无症状或仅在劳动、运动时感到气短,随着肺气肿进展,呼吸困难程度随之加重,以致稍一活动甚或完全休息时仍感气短。此外尚可感到乏力、体重下降、食欲减退、上腹胀满。除气短外还有咳嗽、咳痰等症状。典型肺气肿者胸廓前后径增大,呈桶状胸,呼吸运动减弱,语音震颤减弱,叩诊过清音,心脏浊音界缩小,肝浊音界下移,呼吸音减低,有时可听到干、湿啰音,心率增快,心音低远,肺动脉第二心音亢进。

肺气肿按解剖组织学部位分为肺泡性肺气肿和间质性肺气肿;肺泡性肺气肿按发生部位又可细分为腺泡中央型、腺泡周围型、全腺泡型肺气肿;腺泡中央型指肺腺泡中央区的呼吸细支气管呈囊状扩张,肺泡管及肺泡囊无明显改变,腺泡周围型则是肺泡管及肺泡囊扩张,而呼吸细支气管未见异常改变,从呼吸细支气管至肺泡囊及肺泡均扩张即是全腺泡型肺气肿。肺内陈旧瘢痕灶邻近发生的瘢痕旁若肺气肿囊腔超过 2 cm,累及小叶间隔称为肺大疱。间质性肺气肿是因肺内压骤然升高,气体从破裂的肺泡壁或支气管管壁进入肺间质,在肺膜下或下叶间隔内形成小气泡形成,气泡可扩散至肺门、纵隔,甚至颈胸部皮下软组织内。

(三)X线表现

X线主要表现为肺野扩大,肺血管纹理变疏变细,肺透亮度增加,肋间隙增宽,纵隔向一侧偏移,横膈下移,心缩小等,侧位像显示胸腔前后径增大(图 3-19)。

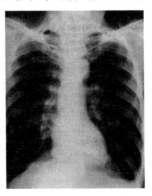

图 3-19　肺气肿 X 线影像表现

三、肉芽肿性血管炎

(一)概述

肉芽肿性血管炎属自身免疫性疾病。该病男性略多于女性,从儿童到老年人均可发病,未经治疗的肉芽肿性血管炎病死率可高达90%,经激素和免疫抑制剂治疗后,肉芽肿性血管炎的预后明显改善。尽管该病有类似炎性的过程,但尚无独立的致病因素,病因至今不明。

(二)临床表现与病理基础

肉芽肿性血管炎临床表现多样,可累及多系统。典型的肉芽肿性血管炎有三联征:上呼吸道、肺和肾病变。本病可以起病缓慢,持续一段时间,也可表现为快速进展性发病。病初症状包括发热、疲劳、抑郁、食欲缺乏、体重下降、关节痛、盗汗、尿色改变和虚弱。其中发热最常见。大部分患者以上呼吸道病变为首发症状。通常表现是持续地流鼻涕,而且不断加重。肺部受累是本病基本特征之一,约50%的患者在起病时即有肺部表现,总计80%以上的患者将在整个病程中出现肺部病变。胸闷、气短、咳嗽、咯血及胸膜炎是最常见的症状。大部分患者有肾脏病变,出现蛋白尿,红、白细胞及管型尿,严重者伴有高血压和肾病综合征,终可导致肾衰竭,是肉芽肿性血管炎的重要死因之一。

全身系统和脏器均可受累,病理特点:呼吸道上部(鼻,鼻窦炎,鼻咽部,鼻中隔为主)或下部(气管,支气管及肺)坏死性肉芽肿性病变,小血管管壁纤维素样变,全层有单核细胞,上皮样细胞和多核巨细胞浸润,病变严重时可侵犯骨质引起破坏。肺部可见空洞形成。肉芽肿也见于上颌骨、筛骨眼眶等处,广泛的血管炎引起的梗死及溃疡造成鞍状鼻畸形、眼球突出等。肾脏病变呈坏死性肾小球肾炎的改变。全身性灶性坏死性血管炎,主要侵犯小动脉、细动脉、小静脉、毛细血管及其周围组织,血管壁有多形核细胞浸润,纤维蛋白样变性,肌层及弹力纤维破坏,管腔中血栓形成,管壁坏死,形成小动脉瘤、出血等。

(三)X线表现

肺野内单发或多发大小不等类圆形影或团状影,少数为粟粒型,多分布于两肺中下野及肺尖部。球形病灶可出现肉芽肿坏死、液化而形成空洞,厚薄不规则,可为单房或多房。肺浸润病变多表现大小不一边缘模糊斑片状影。以上表现可同时存在,可伴有胸腔积液、肺不张、肺梗死或气胸等(图3-20)。

四、肺泡蛋白质沉积症

(一)概述

肺泡蛋白质沉积症(pulmonary alveolar proteinosis,PAP)是以肺泡和细支气管腔内充满蛋白质物质为其特征。本病好发于青中年,男性发病率约3倍于女性。病因未明,可能与免疫功能障碍(如胸腺萎缩、免疫缺损、淋巴细胞减少等)有关。

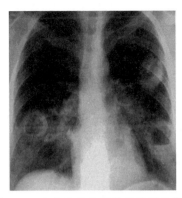

图 3-20　肉芽肿性血管炎 X 线影像表现

(二)临床表现与病理基础

发病多隐袭,典型症状为活动后气急,以后进展至休息时亦感气急,咳白色或黄色痰、乏力、消瘦。继发感染时,有发热、脓性痰。少数患者可无症状,仅 X 线有异常表现。呼吸功能障碍随着病情发展而加重,呼吸困难伴发绀亦趋严重。

肉眼见肺大部分呈实变,胸膜下可见黄色或黄灰色结节,切面有黄色液体渗出。镜检示肺泡及细支气管内有嗜酸、PAS 强阳性的物质充塞,是 Ⅱ 型肺泡细胞产生的表面活性物质磷脂与肺泡内液体中的其他蛋白质和免疫球蛋白的结合物,肺泡隔及周围结构基本完好。电镜可见肺泡巨噬细胞大量增加,吞噬肺表面活性物质,胞浆肿胀,呈空泡或泡沫样外观。

(三)X 线表现

典型表现为从两肺弥漫且基本对称的由肺门向外放散的弥漫细小的羽毛状或结节状阴影,呈"蝶翼"状,类似肺泡性肺水肿;可表现两肺弥漫性颗粒状致密影,融合成斑片状,边缘模糊;可因支气管沉积物阻塞表现节段性肺不张、肺气肿等(图 3-21)。

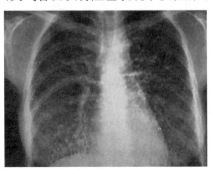

图 3-21　肺泡蛋白沉积症 X 线影像表现

第四章

乳腺疾病X线诊断

第一节　急性乳腺炎

一、临床概述

急性乳腺炎多见于初产妇的产后第 3～4 周。病原菌常为金黄色葡萄球菌，少数为链球菌感染。主要感染途径有二：第一，细菌自擦破或皲裂的乳头进入，沿淋巴管蔓延至乳腺的间质内，引起化脓性蜂窝织炎；第二，细菌自乳头侵入后沿乳管至乳腺小叶，在滞积的乳汁中迅速繁殖，导致急性炎症。

急性乳腺炎患者常有典型症状及体征。患者可有寒战，发热，患乳肿大，表面皮肤发红、发热，并有跳痛及触痛，常可合并有同侧腋淋巴结肿大、压痛。炎症区可很快发生坏死、液化而形成乳腺脓肿。脓肿可向外溃破，亦可穿入乳管，使脓液经乳管、乳头排出。

实验室检查常可有白细胞总数及中性粒细胞数升高。

二、影像学表现

急性乳腺炎患者很少需行 X 线检查，这是因为患者常具有典型的临床表现，外科医师凭此即可做出正确诊断。此外，在乳腺 X 线投照中常需对乳房施加一定的压迫，当有急性炎症时，常使患者难以耐受此种压迫。压迫可增加患者的痛苦，并可能会促使炎症扩散、加重。故对急性乳腺炎患者应尽量避免行 X 线检查。在少数患者中，为区别急性乳腺炎与炎性乳癌而必须做 X 线检查时，只可轻施压迫，或采用免压增加千伏投照。CT 检查虽较昂贵，但可免除压迫之苦，当为急性乳腺炎和炎性乳癌的首选检查方法。

　　X线上,急性乳腺炎常累及乳腺的某一区段或全乳,表现为片状致密浸润阴影,边缘模糊。患处表面的皮下脂肪层可显示混浊,并出现较粗大的网状结构。皮肤亦显示有水肿、增厚。患乳血运亦常显示增加。经抗生素治疗后,上述 X 线征象可迅即消失而回复至正常表现。

三、鉴别诊断

　　急性乳腺炎须与炎症性乳癌鉴别,炎性乳癌常为乳腺中央位的密度增高,乳晕亦常因水肿而增厚,皮肤增厚则常在乳房的下部最明显,而不像急性炎症那样局限在感染区表面。经1～2周抗生素治疗后,急性炎症可很快消散,而炎性乳癌患者 X 线检查上无多大变化。

第二节　乳腺纤维性病变

　　本病罕见,且尚未被公认为一独立病变。它为一良性、局限性、无包膜的乳腺间质增生,形成一肿瘤样块。

一、临床概述

　　本病多见于 20～50 岁的妇女,绝经期后则绝少发生。由于本病好发生在卵巢功能活跃时期,故有人推测内分泌紊乱可能是引起发病的原因。

　　病变多位于乳腺的外上方,可有双侧对称性发病趋势。肉眼见肿块边界不清,无包膜,常呈不规则盘状,直径多数仅 2～3 cm,少有超过 5 cm 者。切面呈坚实、致密、质地均匀的白色纤维组织。

　　临床上,本病多见于较大而下垂的乳房中。乳晕区常有毛发。患者多显示有某种内分泌功能障碍。除触到一无痛性肿块外,患者常无其他症状。肿块可为囊样或似腺纤维瘤,但边界不清,呈不规则盘状,不像囊肿或腺纤维瘤那样是圆形的。

二、影像学表现

　　X线检查显示病变区为一局限致密阴影,无明确境界,较小时极易被忽略,较大者易被认为是腺体的一部分或腺体增生,罕见能单纯根据 X 线片而做出诊断者。一种极少见的情况是弥散性纤维增生,Wolfe 称之为"乳房纤维化",整个乳房呈现均匀致密,无任何脂肪组织或仅有一薄层的皮下脂肪层,此种改变在 X 线上颇具特征(图 4-1)。

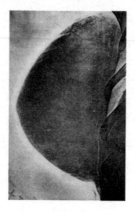

图 4-1　乳腺纤维化

第三节　乳腺囊性增生症

一、临床概述

由于病理诊断标准不一,有关乳腺囊性增生症发病率及癌变率的各家报告可有很大出入。

大体标本中可见乳腺的一部分或全部有大小不等、软硬不一的多发囊肿,小者仅在镜下可见,大者可达数厘米直径,多数囊肿在 0.01～1.00 cm。囊肿呈灰白色或蓝色,囊壁厚薄不均。囊内为清亮浆液、混浊液、稠绿乳样液或乳酪样物。囊内亦常见有乳头状瘤或瘤块,有时成分叶状,大时可填满囊腔。大囊内可含有多个小囊,互相沟通。

临床上,本病多见于 40 岁左右的患者,自发病至就诊的期限可自数天至十余年,平均病期约 3 年。最主要的症状和体征是出现肿块,可单发或多发,能自由推动。囊肿感染时可与周围组织发生粘连,感染邻近乳头时可使乳头回缩。若囊肿多发,触诊时即呈所谓"多结节乳房"。

在囊性增生病中,5%～25%可合并有乳头溢液。溢液性质主要为浆液性或浆液血性,血性溢液者较少。少数患者一个或多个乳管口溢液为本病的唯一阳性表现。

疼痛不多见,约不足 1/3 者有之,多在乳管开始扩张时出现,一旦囊肿形成,疼痛即逐渐消失。疼痛多数不严重,仅为局部隐痛或刺痛。

二、影像学表现

因增生成分不同而 X 线检查表现各异。当乳腺小叶增生时,小叶内的乳管、腺泡数目增加(在低倍镜野中超过 30 个),或乳腺小叶数目增多(在低倍镜野中超过 5 个),片上即呈现多数斑点状阴影,亦可能在 X 线上无明显阳性发现。

在腺病或硬化性腺病中,末端乳管或腺泡增多、密集,小叶变形,纤维组织亦有明显增生。此时,X 线上表现为某些区域或整个乳房有弥漫而散在的小的致密区,约 1 至数厘米大小,无明确边界,亦不形成肿块阴影。某些致密影可互相融合,形成较大片的致密区。少数可形成似肿块样的阴影,颇为致密,但缺乏锐利的边缘。钙化较常见,大小从勉强能辨认的微小钙点至 2～4 mm 直径,轮廓多光滑而类似球形或环形,分布广泛而比较散在。若钙化较局限而密集,则易被误认为乳腺癌的钙化(图 4-2、图 4-3)。

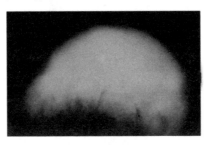

图 4-2　乳腺硬化性腺病,全乳致密

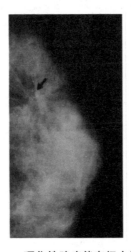

图 4-3　硬化性腺病伴有细小钙化

当小乳管高度扩张而形成囊肿时,X 线上即可能见到囊肿阴影。少数(约22%)囊肿可超过 2 mm 直径,肉眼下可见,X 线片上亦有可能显示。X 线上,囊肿可表现为局限性或弥散性遍布全乳。前者囊肿多较大,常超过 1 cm 直径,大者可达 8 cm 直径,可单或多发,常呈球形,边缘光滑、锐利,密度则近似腺纤维瘤,可均匀或不均匀。极少数患者因囊内含乳酪样物而表现为脂肪样透亮阴影。若囊肿较密集,则可因各囊肿之间的互相挤压,使囊肿呈新月状表现,或在球形阴影的某一边缘有一弧形缺损(图 4-4、图 4-5、图 4-6)。钙化很罕见,若有,则多发生在较大囊肿的囊壁上,呈线样钙化。弥散性者可累及乳房的大部或全部,多系微小囊肿,X 线上常未能显示出来,或仅见数个散在的小囊肿。

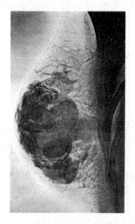

图 4-4　囊性增生病

干板摄影,各囊肿之间互相挤压,使囊肿呈"新月状"

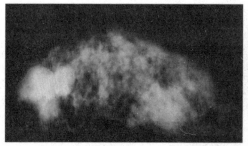

图 4-5　囊性增生病

多发圆形结节,边缘光滑、锐利

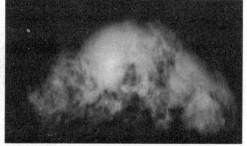

图 4-6　囊性增生病

多发结节与腺体重叠,边缘模糊

　　囊性增生在 X 线上应与良性肿瘤(如多发腺纤维瘤)或癌鉴别。囊性增生一般为双侧性发病。较密集的大型囊肿,可凭借其边缘的特征性弧形压迹而有别于多发腺纤维瘤。孤立分隔的囊肿一般皆是球形,边缘光滑而密度较腺纤维瘤略淡,亦不像腺纤维瘤那样可略呈分叶状。边缘线样钙化亦为诊断囊肿的特征性 X 线所见,而腺纤维瘤的钙化多呈颗粒状或融合型,位于块影内。

硬化性腺病而有较密集的微小钙化时,极易被误诊为癌。但一般前者的病变边缘较模糊,亦缺乏毛刺等其他恶性征象。

局限性的增生应与浸润型乳腺癌鉴别。前者无血运增加、皮肤增厚及毛刺等恶性征象出现,若有钙化,亦多较散在,不像癌瘤那样密集,且增生多系双侧性,必要时可拍对侧对比。造成X线诊断最大的困难是致密的增生阴影常可将癌瘤的块影遮蔽,从而造成乳腺癌的假阴性诊断。此外,囊性增生病约有19%发生癌变,要区别出哪一个区域已有癌变,无论临床及 X 线均有一定困难。

第四节　乳　腺　癌

乳腺癌的组织类型、生长方式、大体形态及周围组织反应,既有共同规律,又有各自特性,在 X 线上形成各种不同征象。X 线诊断就是判断哪些影像代表哪些组织,也就是判断形成影像的组织结构和病理过程。因此了解各种征象的病理基础是提高诊断水平的关键。近些年来,X 线医师和病理科医师合作,采用全乳标本平铺位或垂直位大体切片 X 线摄影和相应病理组织学检查对照分析的方法(图 4-7),观察癌灶生长蔓延的全貌,观察每一 X 线征象的组织结构,把乳腺癌 X 线征象病理基础的研究提高到一个新的水平,建立了一些新的概念。作为影像科医师,还必须了解乳腺癌发生发展的过程,了解各种类型癌细胞的生物学行为,强化整体意识和动态观念。这样才能把 X 线征象分析由断面引向纵深,多方联想思维,提高理性判断。

一、块影结构和密度

同样密度的瘤体在不同组织背景上给人迥然不同的印象。为减少主观错觉,以正常乳腺腺体的密度作为标准把乳腺癌块影密度分为 3 度:显著高于正常腺体者为显著增高;略高或相等者为中度增高;低于腺体密度者为密度较低。

乳腺癌块影的密度因各型癌具有不同的组织成分和结构而有差异。所以了解块影组织成分的密度差及其动态变化至关重要。

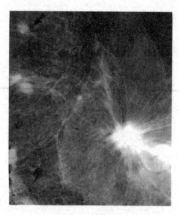

图 4-7　硬癌(一)

全乳标本平铺位 X 线检查 主癌灶呈星形。星体密度不均,含块中之块。边缘不规则,大量
针状毛刺,如光芒四射,有的长达 5 cm。毛刺主由纤维组织构成,除根部外,未含癌细胞成
分。在主癌灶外上远隔部位见 3 个小灶,2 个为浸润性癌,并有细索伸向主灶;另一椭圆形
块影,为乳腺内癌转移淋巴结。本例术前 X 线片仅见主癌灶

(一)密度增高

乳腺癌块影密度增高是最常见的 X 线征象。各家报道 85％～90％。多年
来传统地认为乳腺癌 X 线密度增高的基础是纤维组织增生、血管增多、出血、含
铁血红素沉着和坏死。贾振英等报告,不曾被人注意的癌细胞在瘤体细胞和液
体成分中密度最高,其含量和排列在很大程度上决定着块影的密度和均匀度。
瘤体中癌细胞数量越多,排列越紧密、密度越高。反之,密度越低。在典型患者
中,髓样癌的癌细胞量多,排列密集,纤维间质少,X 线密度显著增高(图 4-8)。
硬癌纤维间质丰富,癌细胞量小,散在分布,X 线密度较低。单纯癌的癌细胞量
和纤维间质基本相等,X 线密度介于髓样癌和硬癌之间,中度增高。癌细胞成分
X 线密度增高,可能与核增大、染色质增多、脱氧核糖核酸(DNA)含量增加因而
物质密度较大有关。已证明,从正常上皮单纯增生,非典型增生至转化为癌细胞
的过程,总是伴随着 DNA 含量逐步增高。乳腺癌细胞的 DNA 含量比正常乳腺
上皮细胞高 2～7 倍。癌细胞 DNA 含量的增高可能是其 X 线密度增高的重要
因素。

动态观察表明,某种组织的 X 线密度不是恒定的,而是随量和质的变化而改
变。纤维组织排列密集时 X 线密度高于腺体,排列疏松和玻璃样变时低于腺体。
血液的密度在通常情况下低于癌细胞团块和纤维组织。瘤块边缘血管增生,血
运增加,X 线显示瘤块周边密度减低,边缘模糊。瘤体内出血灶密度减低,形成

大凝血块后密度增加。囊内乳头状癌在囊内充满血液湮没瘤块时,瘤块仍可透过血液显示出来。据 New 报告,血液 Ｘ 线吸收系数为＋12～40 Hu,血块吸收系数加大,与平片表现相符合。癌灶内坏死是缺血性凝固性坏死,初期失去水分,变得干燥松脆,细胞核凝固碎裂。其 Ｘ 线密度与腺体密度相等或稍高。后期坏死组织软化,结构消失,密度减低。以上看出,癌灶块影密度增高是多种组织成分构成的,除钙化灶外,癌细胞团密度最高,其次顺序为排列致密的纤维组织、早期坏死灶和大凝血块。

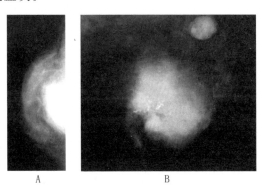

图 4-8　髓样癌

A.术前侧位 Ｘ 线片:乳腺后部半圆形块影(另半球未能包括在内),密度明显增高。边缘不规则,境界尚清晰,瘤周见宽窄不均的密度减低环,为恶性晕征;B.标本 Ｘ 线检查:瘤体呈不规则圆形,密度不均,瘤体内见大量成簇钙化,大小不均,大者达 2.0 mm,形态不整,大多数为多角形,镜检为坏死区钙化

(二)密度不均匀

块影密度不均是乳腺癌的 Ｘ 线特征性表现,较常见,约占80％。乳腺癌不仅组织类型多种多样,即使在同一类型的癌块中也常含其他类型的结构。严格地说,不少癌灶属于程度不同的混合型癌,加之瘤体内主质和间质分布不均,纤维组织变性,含有坏死灶和出血灶等,各种组织成分的密度差必然形成块影密度不均。另外术前 Ｘ 线所见的癌灶块影常常是多个小球形灶堆积而成,或周边部有小卫星灶重叠,也时见癌灶中出现癌细胞团块小岛,形成块中之块。所有这些,都是形成癌灶块影密度不均的因素。对于后 3 种情况,应视为乳腺肿块的恶性特征。良性肿块亦可形成密度不均,如错构瘤、脂肪坏死和浆细胞性乳腺炎,但未见有多球堆积,卫星小灶和块中之块者。

(三)密度减低

有些组织类型的癌块,间质丰富,癌细胞量少,Ｘ 线密度较低。如硬癌、粉刺癌、小叶癌、黏液癌等,X线密度低于腺体,常被腺体阴影湮没。对于这些患者,只有行导管造影或间质气体造影,方能显示病灶。

二、蔓延方式

乳腺癌在乳腺内的蔓延有四种方式:导管蔓延、间质蔓延、淋巴管蔓延和血管蔓延。主要是前3种。早期多以某种蔓延为主,逐步几种蔓延并存。不同的蔓延方式构成不同的瘤体形态和继发征象。

(一)导管蔓延

起源于导管上皮的癌细胞首先沿导管纵行蔓延,继而横行蔓延。虽然原位癌的自然史尚未完全明了,但癌细胞一出现即在导管内蔓延已是不争的事实。同时,导管内其他上皮细胞也会继续发生癌变。所以,导管内癌被发现时已有相当大的范围。纵行蔓延是癌细胞沿导管向乳头方向或腺泡方向蔓延。导管内蔓延总是伴随着导管上皮增生,导管周围胶原纤维增生,管壁增厚,管腔扩张,导管变形。向乳头方向蔓延可直达乳头。在X线上形成单支大导管相增强,常成为早期乳腺癌唯一的X线征象(图4-9A)。向腺泡方向蔓延常同时侵犯数个小导管分支,可形成瘤周毛刺。受侵导管密度增高,也可形成局部密度增高区或结构紊乱。有时双向蔓延,形成大导管及其分支相增强。导管造影见导管变僵直,管腔扩张,内壁不平(图4-9B)。管内癌向浸润性癌发展,管内的癌细胞从上皮层向外穿破管壁,在间质内浸润生长,并引起间质结缔组织增生和炎性反应。有的边纵行蔓延边穿破管壁向间质浸润,形成长条状或串珠状瘤灶。如果受累的多支小导管同时穿破管壁在间质内形成新癌灶,则形成多结节形块影。常见沿导管侵及乳晕和乳头,由于管周纤维组织增生和收缩,形成乳晕增厚、乳头内陷和间桥征(图4-10)。

(二)间质蔓延和结缔组织反应

乳腺癌细胞在瘤体边缘沿结缔组织和脂肪组织间隙向外浸润蔓延,几乎都引起结缔组织反应。反应的方式有两种:一种是以成纤维细胞、组织细胞、淋巴细胞、浆细胞和巨噬细胞为代表的活性结缔组织在瘤体周围形成炎症性水肿。X线表现为密度减低的透明环,宽度多在0.5～2.0 cm,各部宽窄不均,即恶性晕征,是乳腺癌常见的X线征象,出现率为50%～60%。这些患者临床上触及的肿块显著大于X线所见的肿块。另一种是起支架作用的结缔组织增生。据文献报道,乳腺癌弹力纤维增生的发生率为43%～88%。弹力纤维增生的发生率和程度与年龄、癌组织类型,分化程度及雌激素受体等有关。在浸润性癌中其发生率明显增高,尤其是癌灶周围更为显著,同时也发生在受侵导管和血管周围。在浸润性癌灶周围常见增生的纤维组织先于癌细胞向外伸延,形成瘤周毛刺(图 4-11)。

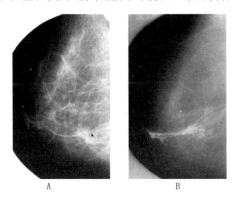

A   B

图 4-9　管内癌

A.X 线平片:单支大导管相增强,后部分支密度增高,结构紊乱;B.导管造影:大导管僵直、扩张、内壁不平滑,分支僵硬、扩张、走行紊乱

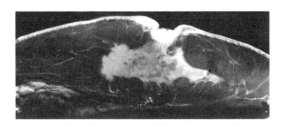

图 4-10　浸润性导管癌

标本切片放大 X 线片,瘤体多结节形,沿导管向乳头浸润,管周纤维组织增生,变性收缩,牵引乳头内陷,形成间桥征

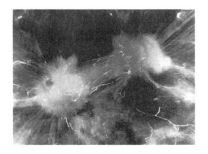

图 4-11　硬癌(二)

标本切片 X 线放大照片。见两个块影:左下肿块不规则圆形,密度显著不均,边缘大量毛刺,辐射状外伸,瘤块上缘一球形结节;右上部肿块形态不规则,密度不均,右缘大量针状毛刺,根部和外部粗细一致,有的外部渐粗,边缘不平滑。镜检示由纤维组织构成,不含癌细胞。两灶纤维毛刺相向生长,互相吻合,形成间桥,并有微血管伴行生长,交通两灶之间

乳腺癌周毛刺的病理组织学结构有 3 种表现:第一种是毛刺中央部为癌细胞团,周边部为纤维组织。这类毛刺较短,呈角锥形,其长度应能反映癌细胞浸润的范围;第二种是毛刺基底宽,近根部含癌细胞团而外部主要为增生的纤维组织;第三种是毛刺细长如针,为三者中最长者,常为 5 cm 以上,其中没有癌细胞而主要由纤维组织构成。这类毛刺不能反映癌细胞到达的范围,但它是癌灶的组成部分,被视为癌灶浸润的前哨尖兵。

瘤周增生的纤维组织常发生玻璃样变,收缩牵引邻近组织,造成纹理结构变形。导管造影见邻近导管分支牵向瘤体。

癌灶常沿悬吊韧带浸润皮肤,X 线检查见悬吊韧带腰部增宽,呈鼓腮状。年老妇女见不到悬吊韧带,只见多条细纤维与皮肤内面相连。癌灶可沿这些细纤维浸润皮肤。早期仅见纤维变粗拉直,以后可出现皮肤增厚和陷窝。

采用标本切片 X 线检查和病理定位镜检表明,较早期癌灶可发出细纤维毛刺直抵真皮乳头尖端,受侵乳头水肿膨胀,受拉变长,外形模糊,皮肤轻度增厚。进一步发展,真皮乳头消失,皮肤明显增厚,皮肤内形成癌细胞巢,皮肤与癌灶粘连固着。

癌灶很少浸润胸肌,因筋膜起着屏障作用。有时见癌灶沿筋膜表面蔓延。靠近胸壁的癌灶偶尔突破筋膜侵犯胸肌。X 线检查见乳腺后间隙部分消失。

(三)淋巴管蔓延

原发癌灶附近有大量微小淋巴管,特别是毛细淋巴管,在结构上与毛细血管相似,一般无完整基底膜,在内皮细胞间存在间隙,通透性较高,一旦癌细胞从瘤体脱落很容易进入淋巴管。研究表明,癌细胞能主动移向淋巴管,通过内皮细胞间裂隙伸出胞质突起,与癌细胞突起接触的内皮细胞发生变性,最终造成淋巴管缺损,癌细胞进入管内。进入淋巴管内的癌细胞可随淋巴流运行,也常在管内形成癌栓,并随时可穿破淋巴管在间质内生长,形成原发癌瘤周围的卫星灶或乳内远方转移灶,也可发生乳腺内淋巴结转移。有时在原发灶和转移灶之间见有淋巴管相连。淋巴管癌栓可形成淋巴管阻塞,淋巴液回流障碍,从而引起皮肤淋巴管扩张和水肿,皮肤增厚。炎性乳腺癌即由癌细胞淋巴管蔓延所引起。

三、瘤体形态

乳腺癌瘤体形态的形成与多种因素有关。瘤体生长蔓延易受环境影响,发生在较大乳房中部,周围条件均一,易保持球形发育。发病于小乳房或近胸壁处常呈扁圆或不规则形。多数癌灶,尤其是较大块灶或星形灶,易向胸壁平面方向发展蔓延,其横径明显大于前后径。不同组织类型的癌常有自己的生长方式,形成某种大体形态:膨胀性生长较明显的癌灶多呈团块状;浸润性生长占优势的癌灶多呈星形;还有些癌灶在相当长的时间内不形成肿块或肿块微小且密度低,X线检查不能显示。由此可见,乳腺癌瘤体形态既是多种多样,又有其形成的规律。从总体看,在X线检查上可分为非肿块型和肿块型。

(一)非肿块型

非肿块型较少见,主要见于早期癌和特殊型癌。近些年来,随着早期癌诊断水平的提高,非肿块型的发现率日益增加。

1.仅见钙化

无论发生在导管内还是小叶内的癌灶,从原位癌开始就有强烈的钙化倾向,常先于肿块,为早期癌的信号,且常为唯一的阳性X线征象。国外报告1 200例乳腺癌中仅见钙化者111例,占9%,占其中321例隐性癌的35%。越是早期癌,仅见钙化的比例越大。国内报道大致相同。早期乳腺癌钙化有明显的特征,常仅据钙化即可得出诊断。各家报道,仅据X线上钙化而诊断或疑诊为乳腺癌者占全部乳腺癌的9%~16%。此类患者,应补充做X线放大检查,进一步观察钙化的形态,密度和数目。随访复查常见钙化点成倍增多,并常发现新的钙化灶。这是恶性钙化的显著特征。

X线上仅见钙化的癌灶在临床上多是隐性癌,此时应做X线立体定位活检,和/或钢丝定位,导引外科切取活检。取下的活检标本必须做X线检查,判断钙化灶是否切取,并进一步导引病理取材镜检。全乳切除的标本,很难摸到病灶,也必须做标本X线检查,指示病理取材。

2.仅见间接征象

导管内癌可缓慢在管内生长蔓延,导管内充满癌细胞,管壁和管周纤维组织增生,管壁增厚,管腔扩张,迟迟不形成肿块。小叶原位癌常多中心发生,在小叶内生长时间长,且X线密度低。这些患者,在临床上仅见局部腺体增厚。X线检查仅见局部高密度区,进行性密度增高,纹理结构紊乱,导管相增强,两侧腺体不对称等征象。这些征象的早期,变化轻微,易被忽略,一旦发现可疑,进行导管造影、X线放大检查有助于深入观察并常能确定诊断。

3.特殊型癌

有些特殊型癌可长期不出现乳腺内肿块,另有其特殊的X线表现。佩吉特病多数仅见乳头、乳晕癌性湿疹伴发管内癌,不形成肿块。X线上常无异常表现或仅见乳晕增厚及乳晕后沿导管排列的钙化或导管相增强。炎性乳腺癌常无肿块发现,仅见由淋巴管癌栓引起淋巴液回流障碍所形成的皮肤广泛增厚和皮下结缔组织水肿征象。

（二）肿块型

肿块型最常见,占85%~90%,表现为团块形、星形和弥漫结节形。

1.团块形

癌灶形态的构成虽与发病部位和所处环境有相当关系,但更主要的是决定于生长方式。膨胀性生长或膨胀性生长占优势的癌灶形成团块形肿块。

圆形或椭圆形:癌灶膨胀性缓慢均匀生长,或在导管内、囊内生长,或有假包膜,易形成圆形或椭圆形肿块,境界清晰,边缘光滑锐利。此种情况多见于髓样癌、乳头状癌腺样囊性癌和早期导管癌。椭圆形肿块的长轴多与皮面平行,这可能与易向宽松的空间发展有关。但偶尔也见其长轴呈前后向,顶着胸肌和皮肤的阻力发育,形成胸肌凹陷和皮肤隆起。

分叶状:瘤块呈分叶状轮廓者亦比较常见,这可能是由于瘤体生长快,各部生长速度不均;有纤维隔分隔瘤体;瘤体周边有大的卫星灶;多个癌灶重叠;均可形成瘤体分叶状形态。

多结节形肿块:系多个小球形灶聚积堆成的多结节合成体。标本X线检查和病理大切片观察表明,多结节瘤块相当常见,占浸润性癌的35%~47%。术前X线检查表现为边缘结节样突起或凹凸不平的瘤块,特别是边缘见到球形小结节的瘤块,往往是多结节堆成的瘤块。标本X线检查显示,一个瘤块可包含几十个小球形灶。有的虽堆积在一起,仍然保持各自的边界,互相挤压而未融合。有的则部分为多球形结节,部分融合成块。

形成多结节瘤块的病理机制尚缺乏研究。成因可能有3种:一是多中心发生。在一个不大的范围内同时发生多个癌灶,同步膨胀性生长,聚合堆积,形成一个瘤块。此类多结节瘤块,中央和外围的球形结节大小基本相同。二是中央块较大,周边小结节大小不等,系瘤周淋巴管转移形成的卫星灶。三是原发癌灶即为小球形结节,一次又一次地发生瘤周淋巴转移,反复形成卫星灶,由大量卫星灶堆积成大小基本相同的多结节瘤块。

不规则形:乳腺癌瘤灶常因组织类型混合或浸润蔓延方式特殊而形成特殊形状,构成X线表现的另一特征。①长条形或串珠形:癌灶沿导管向乳头蔓延,边蔓延边穿破导管向间质浸润生长,形成毛刺外伸的条状块影,酷似长毛蠕虫状。有时沿导管蔓延,间断性向外穿破,形成串珠状瘤灶,主要见于浸润性导管癌。②彗星形:有些圆形癌灶片状向外浸润,越外越细,形似彗星尾状,使瘤块呈彗星形,彗星尾尖端多指向乳头,为癌灶沿间质向乳头浸润。有时远方癌灶沿一束导管分支向乳头浸润蔓延,越近乳头分支越少,形成彗星尾状。③半球形:见于X线密度差别较大的混合型癌。如半球为单纯癌半球为粉刺癌,或半球为单纯癌半球为硬癌的混合型癌灶。X线检查仅能显示密度较高的单纯癌半球而不能显示密度较低的另半球。这里所说的半球形是指X线影像而言,实际上整个瘤块是球形。④怪异形:有些癌灶向外浸润生长极不均衡,再加上卫星灶的融合,形成多角形、怪异形等奇形怪状。

2.星形

此类癌灶瘤块不大,浸润性生长的趋势很强,并引发瘤周纤维组织强烈的增生反应,先于癌细胞向外伸延,形成瘤周大量针状毛刺。中央不大的瘤块似星体,辐射的毛刺如星芒,故称星形瘤块,有的学者称之为星形癌。星形癌灶的肿块和毛刺主要由纤维组织构成,质硬,也被称为硬癌。病理组织学检查,此型癌也确实主要见于硬癌。近来报道,也常见于浸润性小叶癌。硬癌和浸润性小叶癌在病理组织结构和生物学行为上有相似之处,也许因此出现相似的瘤体形态。星形灶可发生在任何年龄,但多见于老年妇女,易发生在脂肪型乳房。此类癌瘤生长活跃,即使癌块很小,浸润的毛刺却很长,通常为癌块直径的数倍,侵犯范围广泛,易发生转移,预后较差。

以上是典型的星形灶。近来把以下类星形灶也归入星形灶内。癌灶初期膨胀性生长,形成较大肿块后出现明显的间质浸润蔓延,形成边缘大量短毛刺,毛刺基底宽,向外渐细,长度一般不超过瘤体直径,见于各型浸润性癌。有些小癌灶和早期癌灶,引发灶周纤维组织毛刺状增生,也形成星形灶。

3.弥漫结节形

在广泛的乳腺增生基础上发生的多中心癌灶,呈弥漫散布的小结节状。结节灶边缘纤维组织增生,以毛刺状或交织状把结节连接起来。X线平片表现为在密度增高的背景上散在分布大量小结节块影。标本切片X线检查见大量小结节灶,有的散在,有的融合成片。结节之间有纤维毛刺相连。

四、钙化

钙化是乳腺癌常见的X线征象。随着X线检查清晰度的改进,乳腺癌钙化发现率不断增高。据文献报告,乳腺癌钙化率术前X线检查为 $30\% \sim 50\%$;标本X线检查为 $40\% \sim 70\%$,Fisher报告高达 86%;病理组织学检查为 $39\% \sim 63\%$,Peters报告高达 80%。

(一)钙化机制

乳腺癌钙化发生的机制,尚无统一认识,存在两种观点:一种是坏死细胞矿化论。认为癌灶局部融合灶边缘大量纤维毛刺和伴行的新生微血管缺少血供,营养不良,形成坏死,细胞裂解为碎屑,同时核酸分解出大量磷酸根,加之局部钙离子和碱性磷酸酶增加,而形成磷酸钙。Levitan 等还指出,无论癌灶的组织类型如何,在 X 线片上看到的所有钙化都是在粉刺癌灶部形成的。这些钙化总是伴随着细胞坏死碎屑。另一观点是细胞活跃分泌说,Egan 认为,癌细胞钙质新陈代谢增强,不断地分泌钙质,造成超饱和,形成钙质沉着,渐渐堆成不同大小和不等密度的钙化点。Ahmeds 行超微结构研究表明,钙质沉着常常限制在癌细胞形成的腺泡样间隙中,开始钙质在癌细胞内为针状结晶,这些结晶被分泌出来后,互相结合成紧密的钙化点。这时结晶样结构已变得模糊不清。他强调,这是癌细胞的活跃分泌过程,而不是细胞碎屑和退变细胞的矿化作用。以后的不少研究支持这种观点。最有说服力的镜头是活着的癌细胞群在显微镜下分泌钙质微粒的情景。这些活癌细胞没有伴存坏死细胞碎屑。

这两种观点可能是乳腺癌钙化的两个方面。说明活的癌细胞和坏死的癌细胞碎屑均可发生钙化。没有癌细胞坏死的导管内癌、小叶原位癌和黏液癌等,属于分泌性钙化。

(二)钙化的成分

乳腺癌钙化点的化学结构尚缺乏研究。有学者从病理证实的粉刺癌活检标本中取出的微小钙化点进行化学分析表明,钙化点中含钙 25.4%,镁 2.6%,碳酸 5.8%,碳 13.8%。光谱分析表明,乳腺癌灶中钙和镁离子最易和磷酸结合。

有报告,有少数乳腺癌钙化是草酸钙,由于结晶体结构的特点而形成多面体外观。X 线上表现为钙化点较大,形态不规则。普通光学显微镜看不到,只有偏光显微镜才能显示。

(三)钙化的形态,部位和病期的关系

乳腺癌钙化形态的构成、发生的部位和病期三者密切相关。原位癌的钙化发生在导管内和小叶内。浸润性癌的钙化除上述部位外,还发生在瘤体内的导管壁、纤维间质和坏死区内。不同部位的钙化有不同的形态特征。

管内癌的钙化发生在小导管分支内,互相靠的不紧,有一定距离,多个钙粒融合在一起,充满一小段管腔,形成短线状或杆状。短线状钙化的宽度通常是 0.1～0.2 mm,与小导管腔的宽度一致。发生在小导管分叉处则呈"Y"字形。有

时病灶广泛,钙化充满几支小导管,造成导管分支铸形。小导管内断续的钙化,形成沿导管走行分布的钙化点行列。粉刺型管内癌坏死细胞碎屑充满管腔形成粉刺样物,经过矿化作用产生钙化。粉刺癌在管内保持的时间长,受累导管更加扩张,线状钙化更粗些,在导管内扩展的范围更广,易形成分叉状和分支状钙化。筛状和低乳头状管内癌为分泌性钙化,钙化的概率比粉刺癌低,钙化产生在筛孔或乳头突起的间隙内,钙化点微小,形态多为点状或不规则,大小不等。粉刺癌、筛状癌和低乳头状癌常同时存在,在X线检查上形成钙化形态多种多样。小叶原位癌的钙化发生在小叶内导管,包括终末小导管-腺胞,几乎都是微小点状,互相靠得很紧密,钙粒呈不规则的圆形或卵圆形,大小不等,密集成丛。偶见累及小叶外导管,形成短线状钙化。这些钙化征象为乳腺癌X线早期诊断提供了重要依据。如果微小成丛和线状或分叉状钙化同时存在,基本上可确定诊断。浸润性癌瘤块增大,血供不足,易产生坏死或变性,进而引起钙化。发生在导管壁、纤维间质内的钙化,数量少,散在分布,呈多角形。坏死灶内的钙化,形态不规则,多呈多角形,大小不均,多数体积较大,直径在 0.3～1.0 mm,有的达 2.0 mm。

(四)X 线检查对钙化的限度和作用

迄今,X线检查发现乳腺癌钙化的能力有很大限度,最清晰的 X 线平片也只能发现 100 μm 左右的钙化点,有更多的微小钙化点在医师的眼前漏掉。在显微镜下 5 μm 厚的组织切片上看到,大部分管内癌钙化灶为独立分隔的许多微小片段,形态多样,每个片段是一个微小钙粒的一部分。几十个、上百个微小钙粒堆积起来,才能形成 X 线上肉眼可见的钙化点。由此表明,有更多的微小钙化 X 线平片尚无力显示。一旦发现少量钙化或可疑钙化,必须补充放大检查,一般放大 2 倍,可显示 50 μm 左右的钙化点,使钙化比平片所见成倍增加,并更清晰显示钙化的形态和密度。越放大,钙化点的密集度越大,数量越多,是恶性钙化的显著特征。

早期乳腺癌诊断的关键是病理,而病理诊断的关键是病灶取材准确。无肿块而仅见钙化的早期病灶,临床医师摸不着,病理医师摸不准。医师必须密切配合,凡做切取活检,必先做 X 线钙灶定位。切下的标本常规行 X 线检查,观察钙灶是否切除,导引病理定位取材。全乳切除的标本,应做全乳和连续切片 X 线照片,确定钙化灶的部位、范围和有否新的钙化灶,协助病理取材。据我们观察,标本切片 X 线检查的清晰度明显高于 X 线平片和放大片,发现的钙化点数量更多,钙化灶范围更大,并常能发现新的钙化灶,新的小瘤块和乳内淋巴结,指导病理全面取材,为临床手术后补充治疗提供更全面、更准确的依据。

五、乳腺癌的诊断

在乳腺的影像诊断中,应掌握以 2 个以上主要恶性征象,或一个主要征象、2 个以上次要征象作为诊断恶性的依据。唯一例外是钙化,如 X 线上表现典型,即使不合并其他异常,亦可诊断为乳腺癌。依照此一原则,乳腺癌影像诊断的正确率在 85%～95%,其中假阴性率较高,为 8%～10%,而假阳性率较低,仅 2% 左右。

乳腺癌 X 线诊断的正确性与下述一些因素有密切关系。

(一)照片质量

乳腺内各种组织均属软组织范畴,它们之间的密度对比相差甚微,故对照片的质量要求甚严,过度曝光或曝光不足均可影响病变的显露而导致误诊。

(二)病变的部位及类型

在钼靶乳腺摄影中,深位、高位或乳腺尾部的病变容易被漏照。所以在投照前,操作人员应亲自检查患者,务必使病变区被包含在 X 线片内,以免漏诊。如确有困难,应进一步行 CT 或 MRI 检查。

就乳腺癌的 X 线类型而言,以浸润型为主要表现者易被误诊断为正常腺体或增生,诊断正确率稍低。小叶癌易被误诊为增生。髓样癌当发生坏死、液化时因密度较低,亦易被漏诊,或因有坏死而被误认为慢性脓肿。

(三)乳房的大小

一般而言,乳房越大,X 线检查诊断正确性越高。这是因为大乳房患者常含有较多脂肪,自然对比较佳,较小肿物亦容易被发现。此外,较大乳房在投照上亦比较容易。据多数学者统计,在小乳房患者中,临床检查的正确性高于 X 线检查,在大乳房患者中则不如 X 线检查。

(四)年龄

年轻患者的乳房多数腺体丰满,结构致密,而脂肪组织甚少,X 线上缺乏自然对比,肿瘤常被掩盖而未能清晰显露,故 X 线上假阴性率较高。随着年龄增大及生育,乳腺渐趋萎缩,结构变得疏松,乳房大部或全部由脂肪组织组成,此时即使很小肿瘤亦易被发现,X 线诊断正确性亦明显提高。一般 40 岁以后,腺体即大部萎缩。年龄越大,X 线检查诊断正确性越高。

(五)乳房类型

致密型的乳房,包括因年轻、增生或妊娠、哺乳期的乳房,因自然对比差,X线检查诊断的正确性低。脂肪型的乳房因有良好对比,X线检查诊断正确率高。中间型和导管型乳房则介乎两者之间。

六、乳腺癌的鉴别诊断

根据乳腺癌的不同表现应与不同疾病进行鉴别。

(一)肿块的鉴别诊断

以肿块为主要表现的乳腺癌,主要应与良性肿瘤、囊肿(包括积乳囊肿)及肉芽肿性病变(包括结核、慢性炎症)等鉴别。一般良性肿瘤的形态比较规整,呈类圆形,亦可呈分叶状。肿块边缘光滑整齐,无毛刺、伪足状突起或浸润,周围小梁被单纯推挤移位,有时可见有透亮晕。肿块大小多数大于临床测量。良性肿瘤较少钙化,若有,也均在块影内,且数目少,颗粒粗大,或以粗大钙化为主掺杂少许细小钙化。

囊肿的形态比较规整,多呈类圆形,边缘光滑整齐。CT上根据CT值的测量可明确诊断,一般CT值在±20 Hu。积乳囊肿均发生在生育过的妇女,年龄多在40岁以下,在产后1～5年内发现,CT值可接近脂肪密度,常有厚壁,壁可有强化。

结节型的乳腺结核若边缘有纤维组织增生而产生毛刺征象者,与乳腺癌不易鉴别。但乳腺结核比较少见,若有钙化,则均见于结节内,且钙化颗粒较粗大,少数亦可呈细砂状。

乳腺慢性炎症多由急性乳腺炎治疗不当所致,借临床病史可帮助诊断。在钼靶、CT及MRI上常可见病灶中心有脓腔,乳导管造影时造影剂可进入脓腔,形成不规则斑片影。若无脓肿形成,则易与癌相混。

(二)浸润阴影的鉴别诊断

以浸润表现为主的乳腺癌应与乳腺增生病及慢性炎症鉴别。增生病一般累及双乳,多发,呈正常腺体密度,一般较癌性浸润要淡,亦无癌的各种次要X线征象。

少数不典型的急性乳腺炎可与浸润型乳腺癌相混,此时可用抗生素治疗1～2周后再拍片复查,若为炎症,可明显吸收。慢性炎症通常呈密度不均的浸润,内有多数大小不等囊样透亮的坏死灶,血运一般不丰富,亦无乳腺癌的特征性微小钙化。

(三)良、恶性钙化的鉴别诊断

除癌有钙化外,其他一些良性病变,如腺纤维瘤、分泌性疾病、外伤性脂肪坏死、慢性乳腺炎、乳腺结核、乳腺腺病、导管扩张症及导管上皮增生等,亦均可出现钙化,必须与癌瘤的钙化鉴别。

通过文献材料及经验,良、恶性钙化的鉴别要点如下。

(1)从发生率看,钙化多数(73.6%)见于乳腺癌,良性病变的钙化仅占钙化患者的 26.4%,且良性钙化中近半数(48.1%)发生在年龄较轻的腺纤维瘤患者中。年龄较大的腺纤维瘤患者若有钙化,则钙化颗粒常很粗大,可占据肿块的大部或甚至全部,与癌的钙化很易鉴别。

(2)乳腺癌的钙化约半数左右可仅位于病变紧外方或病灶的内、外方兼有,而良性病变的钙化几乎均位于肿块或致密浸润区内。

(3)乳腺癌的钙化通常呈多形性微小钙化,直径<0.5 mm;或呈纤细和/或分支状钙化,外形不规则,宽度<0.5 mm。法国学者认为,小线虫样、线样/分支形及不规则大小的微小钙化是恶性的可靠指征。而良性钙化的颗粒多比较粗大,通常在 0.5 mm 以上,亦可伴有微小钙化,但以粗大钙化为主。少数黏液腺癌的钙化颗粒可能比较粗大而类似良性钙化。偶尔结核或腺泡性腺病的钙化可能以微小钙化为主而类似恶性的钙化。

(4)乳腺癌的钙化数常较多,64%在 10 枚以上,25%在 30 枚以上,若微小钙化数超过 30 枚,或每平方厘米超过 20 枚,则癌的可能性极大。良性钙化一般数目较少,多数(66.7%)在 10 枚以下,仅 10%在 30 枚以上。

(5)当钙化数较多时,呈稀疏散在分布时常为良性病变,呈密集分布时常为乳腺癌。

(四)毛刺的鉴别诊断

毛刺是乳腺癌的一个比较特异性的 X 线征象,故有毛刺的肿块,几乎可以肯定是乳腺癌,但识别时切勿将正常乳腺小梁误认为毛刺。少数肉芽肿性病变(如结核)或乳腺脂肪坏死中偶可见到毛刺。但乳腺结核和乳腺脂肪坏死都比较少见,且后者多数有乳房外伤史,多发生在脂肪丰满的乳房中,病变多数位于皮下脂肪层内。

(五)皮肤增厚的鉴别诊断

皮肤增厚并非为乳腺癌的特异征。可引起乳房皮肤局限增厚的原因:乳腺癌;创伤(包括乳腺针吸或切检后 2~4 周,乳房局部挫伤,烫伤后的水肿等);炎症(慢性乳腺炎、乳腺脓肿、结核等);皮肤瘢痕(包括慢性炎症或结核后的瘢痕,皮肤感染后的瘢痕,瘢痕疙瘩等);皮肤本身病变,如皮肤表面的痣、疣等;乳腺导管扩张症。可引起乳房皮肤弥漫增厚的原因:炎症性乳腺癌;胸壁或腋部手术后引起的淋巴或静脉回流障碍;各种原因引起的皮肤水肿,如乳房过大引起的垂吊性水肿、过度肥胖、充血性心力衰竭、黏液水肿、肾性水肿等;皮肤本身病变,如硬皮病、鱼鳞癣、皮肤炎症及其他原发皮肤病等;迅速地减重;急性乳腺炎;淋巴阻塞,如腋淋巴结的淋巴瘤、转移瘤等;全乳放射治疗照射后。

由于引起乳房皮肤增厚的原因很多,在鉴别时,医师应尽可能询问患者病史及检查患者,绝大多数患者可得到明确答案。

(六)血运增加的鉴别诊断

乳房的血运情况有很大的个体差异,为确定有无血运增加,应与对侧乳房做比较,且两侧的乳房压迫程度应基本相同。导致血运增加的原因:习惯于一侧乳房哺乳或原因不明的正常差异;急性乳腺炎;其他感染,如感染性囊肿或乳腺脓肿;乳腺纤维囊性病变;及乳腺癌等。虽然造成乳腺血运增加的原因很多,但除乳腺炎及癌外,其他原因造成血运增加的发生率都比较低,且血运增加的程度亦较轻。

(七)阳性"导管征"的鉴别诊断

除乳腺癌外,阳性导管征亦可见于某些良性疾病,如良性导管上皮增生、导管扩张症及乳头状瘤病等。但良性病变的导管征中,增粗的导管比较光滑,密度较淡,无伴发的肿块影,临床常仅表现为乳头溢液。乳腺癌的导管征时,增粗的导管比较致密、粗糙,且均指向远端的肿块或致密浸润区。

第五章

头颈部疾病CT诊断

第一节 眼部疾病

一、眼部外伤

(一)眼部异物

1.病理和临床概述

眼部异物系常见眼部外伤,异物分为金属性(铜、铁、钢、铅及其合金)和非金属性(玻璃、塑料、橡胶、沙石等);眼部异物可产生较多并发症,如眼球破裂、晶状体脱位、眼球固缩、出血和血肿形成、视神经创伤、眶骨骨折、海绵窦动静脉瘘、感染等;临床表现多样。

2.诊断要点

金属异物CT表现为高密度影,CT值>2 000 Hu,周围可有明显的放射状金属伪影;非金属异物又分为:①高密度,如沙石、玻璃,CT值>300 Hu,一般无伪影;②低密度,如植物类、塑料,CT值为-199~+20 Hu(图5-1)。

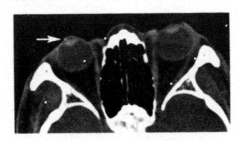

图 5-1 右眼异物

右侧眼角膜见小点状高密度影,临床证实为石头溅入

3.鉴别诊断

(1)眼内钙化:分为眼球内钙化和球后眶内钙化,多见于肿瘤、血管性病变,CT 可见肿块影,可以区别。

(2)人工晶体:询问病史可以区别。

(3)眶内气肿:异物具有固定的形状,有助于区别。

4.特别提示

X 线不易确定异物位于眼球内或眼球外,CT 能准确显示异物的部位、数目及其并发症,并能定位。对于密度同玻璃体相近的异物,CT 不能显示,MRI 显示良好。

(二)眼球及眶部外伤

1.病理和临床概述

眼球及眶部外伤包括软组织损伤和眼部骨折。前者以晶状体破裂和眼球穿通伤多见。晶状体破裂表现为外伤性白内障,视力下降或丧失;穿通伤致眼球破裂,最终致眼球萎缩,眼球运动障碍,视力丧失。后者以眶壁、视神经管骨折多见。

2.诊断要点

(1)晶状体破裂 CT 表现为晶状体密度减低直至晶状体影像和玻璃体等密度而消失。

(2)穿通伤常伴局部出血(血肿)、少量积气、晶状体脱位、视神经损伤及眼球破裂等表现。

(3)眼眶骨折多发生于骨壁较薄弱部位,如眼眶内侧壁、眶底、眶尖、蝶骨大翼骨折等。表现为骨质连续性中断。

(4)CT 还可以确定眼内容物、视神经、眼肌、球后脂肪损伤情况及视神经管骨折情况(图 5-2)。

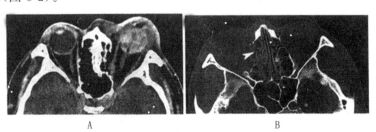

　　　　A　　　　　　　　　　　　　　　　B

图 5-2　眼球及眶部外伤

A.左侧眼球密度增高及球内可见少量气体,眼睑软组织肿胀。

B 右侧眼眶内侧壁骨折,筛窦密度增高,内直肌挫伤肿胀

3.鉴别诊断

患者一般多有明确外伤史。正常眼眶内侧壁局部可为膜状结构,需与骨折鉴别,骨折时内直肌常表现挫伤改变。

4.特别提示

早期诊断眼部外伤情况,对决定治疗方法和预后很重要。CT能充分提供外伤信息。对于眼外肌和其周围纤维化情况CT有时不能区分,MRI显示更好。

二、眶内炎性病变

(一)炎性假瘤

1.病理和临床概述

炎性假瘤病因不清,可能与免疫功能有关。本病男性多于女性,中年以上发病,一般为单侧发病,少数患者可以双侧发病。根据炎症累及的范围,可分为眶隔前炎型、肌炎型、泪腺炎型、巩膜周围炎、神经束膜炎及弥漫性炎性假瘤。也有人将炎性假瘤分为四型:弥漫型、肿块型、泪腺型和肌炎型。急性期主要为水肿和轻度炎性浸润,浸润细胞包括淋巴细胞、浆细胞和嗜酸性粒细胞,发病急,表现为眼周不适或疼痛、眼球转动受限、眼球突出、球结膜充血水肿、眼睑皮肤红肿、复视和视力下降等,症状的出现与炎症累及的眼眶结构有关。亚急性期和慢性期为大量纤维血管基质形成,病变逐渐纤维化,症状和体征可于数周至数月内缓慢发生,持续数月或数年。对激素治疗有效但容易复发。

2.诊断要点

按CT表现可以一般按后者分型:肿块型、肌炎型、泪腺型和弥漫型。以肌炎型和肿块型较为常见。肿块型表现为球后边缘清楚、密度均匀的软组织肿块,可以同时显示眼环增厚、眼外肌和视神经增粗、密度增高及边缘不整齐等改变;肌炎型表现为眼外肌肥大,边缘不整齐,常累及眼肌附着点,可同时显示泪腺肿大;泪腺型表现为泪腺呈半圆形、扁形、肿块状增大,边界清楚;弥漫型表现为眼外肌肥大和视神经增粗,且密度增高、眼环增厚,泪腺弥漫性增大,球后间隙密度增高,眶内各结构显示欠清(图5-3)。

3.鉴别诊断

格雷夫斯眼病,表现为肌腹增粗,附着于眼球壁上的肌腱不增粗,常是双侧下直肌、上直肌、内直肌肌腹增粗,临床有甲状腺功能亢进表现。部分患者横断位扫描眼外肌增粗如肿块样,应行冠状位或MRI检查。

4.特别提示

临床激素治疗可以明显好转。

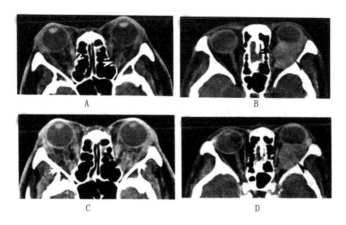

图 5-3 炎性假瘤

A、B.为弥漫型炎性假瘤,眼外肌肥大和视神经增粗,且密度增高、眼环增厚,泪腺弥漫性增大,球后间隙密度增高,眶内各结构显示欠清,增强扫描呈不均匀中等强化;C、D.为肿块型炎性假瘤,左眼眶球后视神经与外直肌间可见一肿块,边界尚清,增强扫描有轻度均匀强化

(二)眶内蜂窝织炎

1.病理和临床概述

眶内蜂窝织炎为细菌引起的软组织急性炎症,病菌多为溶血性链球菌或金黄色葡萄球菌。大多为鼻窦或眼睑炎症蔓延所致,或由外伤、手术、异物及血行感染等引起。临床表现为发热、眼睑红肿、球结膜充血、运动障碍、视力降低,感染未及时控制,可引起海绵窦及颅内感染。

2.诊断要点

CT检查可以明确显示病变范围,区别炎症与脓肿。表现为眼睑软组织肿胀;眼外肌增粗,边缘模糊;眶内脂肪影为软组织密度取代,内见条状高密度影,泪腺增大;骨膜下脓肿表现为紧贴骨壁肿块,见小气泡影或环状强化(图 5-4)。

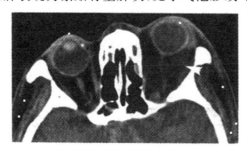

图 5-4 眶内蜂窝织炎

左侧球后脂肪密度增高,可见条状影及模糊改变,左侧眼睑肿胀。眼球突出

部分患者有眼球壁增厚,密度同眼外肌或略低,增强后病变明显不均匀强化。发生骨髓炎表现为眶骨骨质破坏,伴骨膜反应,周围见不规则软组织。

3.鉴别诊断

眶内转移性肿瘤,发生在眶骨、肌锥内外、眼外肌,其中60%发生在肌锥外,20%为弥漫性,2/3患者伴有眶骨改变,临床有原发病史。

4.特别提示

眼部CT检查可以明确炎症范围、侵袭眼眶途径、观察疗效及有无颅内侵犯。MRI检查对诊断亦有帮助。

(三)格雷夫斯眼病

1.病理和临床概述

甲状腺功能改变可有眼部症状。仅有眼症状而甲状腺功能正常者称为毒性弥漫性甲状腺肿;甲状腺功能亢进伴有眼征者称为Graves眼病,多数Graves眼病有甲状腺功能亢进,甲状腺增大和眼球突出。病理改变眼外肌肥厚、眶脂肪体积增加,镜下表现为淋巴细胞、浆细胞浸润。临床表现:格雷夫斯眼病发作缓慢,有凝视、迟落等表现。严重者眼球明显突出固定,视力明显减退。

2.诊断要点

CT检查多数为对称性眼外肌增大,眼肌增大呈梭形,肌腹增大为主;边缘光滑清晰,以内直肌、下直肌较多累及(图5-5)。

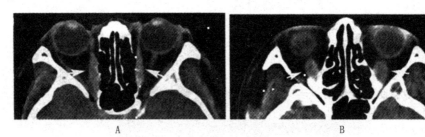

A   B

图5-5 Graves眼病

甲状腺功能亢进,眼球突出。A.双眼内直肌肌腹明显增粗(箭头所指),肌腱未见增粗;B.双眼下直肌明显增粗(箭头所指)

视神经增粗和眼球突出,球后脂肪体积增加,显示清晰,眶隔前移,可与炎性假瘤鉴别。

少数患者表现为眶内脂肪片状密度增高影,泪腺增大,眼睑水肿,甚至视神经增粗等征象。

3.鉴别诊断

（1）炎性假瘤，主要是肌炎型假瘤需鉴别，表现为眼外肌肌腹和肌腱均增粗，上直肌、内直肌最易受累，眶壁骨膜与眼外肌之间脂肪间隙消失。

（2）颈动脉海绵窦瘘，有外伤病史，眼球突出明显，听诊血管搏动音，增强扫描显示眼上静脉明显增粗，MRI斜矢状位可以清晰显示。

（3）外伤性眼外肌增粗，表现眼肌肿胀，常见眶壁骨折、眼睑肿胀等征象。

4.特别提示

CT和MRI均能较好显示增粗的眼外肌，但MRI更易获得理想的冠状面和斜矢状面，显示上直肌、下直肌优于CT，并可区分病变是炎性期还是纤维化期。

三、眼部肿瘤

（一）视网膜母细胞瘤

1.病理和临床概述

视网膜母细胞瘤是儿童常见肿瘤，90％见于3岁以下，单眼多见。该肿瘤起源于视网膜内层，向玻璃体内或视网膜下生长，呈团块状，常有钙化和坏死，病灶可表现一侧眼球内多发结节或两侧眼球发病。临床表现早期多无症状，肿瘤较大可出现白瞳征、视力丧失，晚期出现青光眼、球后扩散、眼球突出等。肿瘤常沿视神经向颅内侵犯，累及脉络膜后可远处转移。

2.诊断要点

CT表现为眼球后半部圆形或椭圆性高密度肿块，大部分见不规则钙化或一致性钙化，钙化呈团块状、斑点状或片状，钙化亦是本病的特征表现（图5-6）。

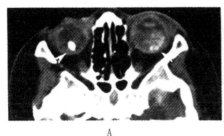
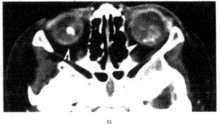

A　　　　　　　　　　　　B

图 5-6　视网膜母细胞瘤

女，4岁，发现左眼瞳孔内黄光反射来院就诊。CT可见双侧眼球内混杂密度肿块，其内有斑点状钙化。手术病理为视神经母细胞瘤（A为平扫，B为增强）

侵犯视神经时显示视神经增粗，肿瘤非钙化部分增强扫描呈轻、中度强化。

3.鉴别诊断

(1)眼球内出血,患者多有外伤史,无肿块。

(2)眼球内寄生虫病,晚期一般为玻璃体内高密度影,CT 有时很难鉴别,B 超有助于区分钙化和寄生虫坏死后形成的高密度影。

4.特别提示

CT 是诊断视网膜母细胞瘤的最佳方法,薄层高分辨率 CT 对肿瘤钙化显示达 90% 以上。CT 和 MRI 显示肿瘤的球后扩散较清楚,但 MRI 对于视神经和颅内转移及颅内异位视网膜母细胞瘤的显示率优于 CT。

(二)视神经胶质瘤

1.病理和临床概述

视神经胶质瘤是发生于视神经内胶质细胞的肿瘤,儿童多见,发生于成人具有恶性倾向,女性多于男性。本病伴发神经纤维瘤者达 50%。

临床最早表现为视野盲点,但由于患者多为儿童而被忽视。95% 患者以视力减退就诊,还表现为眼球突出,视盘水肿或萎缩。

2.诊断要点

视神经条状或梭形增粗,边界光整,密度均匀,CT 值在 40～60 Hu 轻度强化,侵及视神经管内段引起视神经管扩大(图 5-7)。

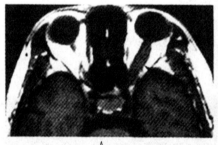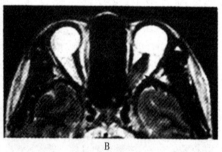

A　　　　　　　　　　　　B

图 5-7　视神经胶质瘤

患者女性,39 岁,左眼视力减退 5 个月就诊,MRI 显示左侧视神经明显梭形增粗,边界光整,信号基本均匀

3.鉴别诊断

(1)视神经鞘脑膜瘤:主要见于成年人,CT 表现为高密度并可见钙化,边界欠光整;MRI 上 T_1WI 和 T_2Wl 均呈低或等信号,肿瘤强化明显,而视神经无强化,形成较具特征性的"轨道"征。

(2)视神经炎:主要指周围视神经鞘的炎性病变,有时与胶质瘤不易鉴别。

（3）视神经蛛网膜下腔增宽：见于颅内压增高，一般有颅内原发病变。

4.特别提示

MRI 检查容易发现肿块是否累及球壁段、管内段或颅内段；有利于区别肿瘤与蛛网膜下腔增宽，因此为首选检查方法。MRI 增强显示更好。

(三)皮样囊肿或表皮样囊肿

1.病理和临床概述

眼眶皮样囊肿或表皮样囊肿由胚胎表皮陷于眶骨间隙内没有萎缩退化形成，可不定期潜伏，儿童期发病多见。临床表现为缓慢进行性无痛性肿物，伴眼球突出、眼球运动障碍等。

2.诊断要点

CT 表现为均匀低密度或混杂密度肿块，其内含有脂肪密度结构。常伴邻近骨壁局限性缺损，囊壁强化而囊内无强化。眼球、眼外肌、视神经受压移位。

3.鉴别诊断

应与泪腺肿瘤、组织细胞增殖症等病变鉴别。根据病变特征一般可以鉴别。

4.特别提示

CT 能很好地显示囊肿典型 CT 密度和骨质缺损，一般容易诊断。若 CT 诊断困难，MRI 能显示肿块信号特点，一般可明确诊断。

(四)泪腺良性混合瘤

1.病理和临床概述

泪腺良性混合瘤又称良性多形性腺瘤。见于成人，平均发病年龄 40 岁，无明显性别差异。泪腺良性混合瘤多来源于泪腺眶部，肿物呈类圆形，有包膜，生长缓慢，可恶变。表现为眼眶前外上方相对固定、无压痛的包块，眼球向前下方突出，肿瘤生长较大时可引起继发性视力下降等。

2.诊断要点

CT 表现为泪腺窝区肿块，软组织密度，均匀，少见钙化，边界光整；泪腺窝扩大，骨皮质受压，无骨质破坏征象；明显强化。另外，还可有眼球、眼外肌及视神经受压移位改变(图 5-8)。

3.鉴别诊断

（1）泪腺恶性上皮性肿瘤：肿瘤边缘多不规则，常伴有泪腺窝区骨质破坏改变。

（2）泪腺非上皮性肿瘤：形态不规则，一般呈长扁平形，肿块常包绕眼球生长。

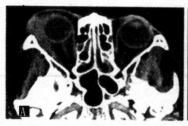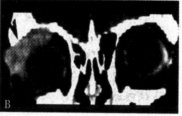

图 5-8　泪腺良性混合瘤

患者男性,52 岁,发现右眼眶外侧肿块 3 年,近来感觉有增大,CT 检查显示右侧泪腺区占位,呈等稍高均匀密度,边界欠清,眼球轻度受压移位。手术病理为泪腺良性混合瘤,有恶变倾向

4.特别提示

CT 能较好地显示肿块的形态、边缘和眶骨改变,定性诊断优于 MRI。但 MRI 在显示泪腺肿瘤是否累及额叶脑膜或脑实质方面具有优势。

(五)海绵状血管瘤

1.病理和临床概述

海绵状血管瘤是成年人最常见的原发于眶内的肿瘤,占眶内肿瘤的 4.6% ～ 14.5%,发病年龄平均 38 岁,女性占 52% ～70%,多单侧发病。本病为良性,进展缓慢。临床表现缺乏特征性,最常见的为轴性眼球突出,呈渐进性,晚期引起眼球运动障碍。

2.诊断要点

CT 检查肿瘤呈圆形、椭圆形或梨形,边界光整,密度均匀,CT 值平均 55 Hu。肿瘤不侵及眶尖脂肪。增强扫描有特征的"渐进性强化",即肿瘤内首先出现小点状强化,逐渐扩大,随时间延长形成均匀的显著强化。强化出现时间快,持续时间长也是本病的强化特点,因此,增强扫描对本病诊断有重要临床意义(图 5-9)。

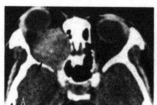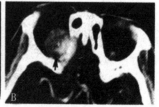

图 5-9　球后海绵状血管瘤

患者女性,43 岁,右眼突出半年就诊,CT 检查见右眼球后方视神经与内直肌间肿块,密度稍高,均匀,筛骨板受压变形(A);增强扫描动脉期有明显片状强化,静脉期呈明显均匀强化(B)

此外有眼外肌、视神经、眼球受压移位,眶腔扩大等征象。

3.鉴别诊断

(1)神经鞘瘤:典型的神经鞘瘤密度较低且不均匀,增强后呈轻、中度快速强化。眶尖神经鞘瘤可形成眶颅沟通性肿瘤。MRI检查更有利于显示神经鞘瘤的病理特征。

(2)海绵状淋巴管瘤:肿瘤内密度不均匀,可并发出血,有时难以鉴别。

4.特别提示

MRI显示肿瘤信号,显示"渐进性强化"征象、定位和定性诊断优于CT。

(六)脉络膜黑色素瘤

1.病理和临床概述

脉络膜黑色素瘤是成年人中最常见的原发性恶性肿瘤,主要发生于40～50岁。多起自先天性黑痣,好发于脉络膜后1/3部位,肿瘤形成典型的蘑菇状肿物,伴有新生血管,可引起出血和渗血。肿瘤常向玻璃体内扩展,易侵犯血管,较早发生转移。临床表现与肿瘤位置和体积相关。

2.诊断要点

CT表现为眼环局限性增厚,肿瘤蘑菇状或半球形,同玻璃体相比为高密度,向球内或球外突出,增强扫描明显强化(图5-10)。

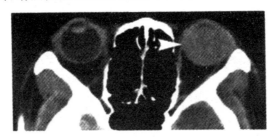

图 5-10　脉络膜黑色素瘤

男性,57岁,因视物变形3个月,加重2天来院就诊。CT平扫可见左眼球内
等密度球形肿块,密度均匀,边界清楚。手术病理为脉络膜黑色素瘤

如肿块内有坏死或囊变,则强化不均。典型脉络膜黑色素瘤表现为蘑菇状,基底宽,颈细。不典型可呈半球形或平盘状。

3.鉴别诊断

(1)脉络膜血管瘤,一般呈圆形,T_1WI同脑实质呈低信号或等信号,T_2WI与玻璃体相比呈等或略高信号,强化不明显。

(2)脉络膜转移瘤,主要根据检眼镜表现和有无原发肿瘤鉴别。

（3）脉络膜剥离出血，通过增强鉴别，无强化。

4.特别提示

由于黑色素瘤含有顺磁性物质，MRI 表现为短 T_1、短 T_2 信号，表现较具有特征性，可以首先选择 MRI 检查。增强扫描有助于清楚显示较小肿瘤，鉴别肿瘤与血肿、视网膜剥离，鉴别恶性黑色素瘤与黑色素细胞瘤。脂肪抑制技术与增强扫描联合运用可更好地显示较小肿瘤。

（七）转移性肿瘤

1.病理和临床概述

转移性肿瘤发生于眼眶、眼球、球后组织和视神经鞘，当侵犯软组织时可位于肌锥内或肌锥外。成人的转移一般多来自肺癌、乳腺癌、胃癌等，主要表现为眼球突出、疼痛、眼球运动障碍、视力减退等；儿童则多为肾脏恶性肿瘤或其他肉瘤类，如肾母细胞瘤、神经母细胞瘤、尤因肉瘤等，常转移至眼眶，表现为迅速发生的进行性眼球突出，伴有眼睑皮肤淤血。

2.诊断要点

转移瘤可发生在眶骨、肌锥内外、眼外肌，也可为弥漫性；CT 通常表现为单发或多灶性不规则肿块，呈浸润性，与眼外肌等密度，增强后有不同程度强化（图 5-11）；大多数有肿块效应，可引起突眼；大部分患者有眶骨破坏，为溶骨性改变，少数发生成骨性转移。

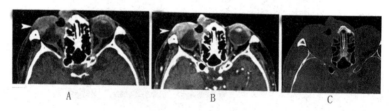

图 5-11　转移瘤

67 岁男性患者，发现右眼视物不清伴肿块半年，3 年前有结肠癌手术史。CT 平扫可见右眼前部分、内直肌及鼻根部肿块影（A），增强扫描肿块有明显强化（B）；鼻根部骨质有破坏吸收征象（C）

3.鉴别诊断

（1）眶内炎症性病变：应与眶骨骨髓炎鉴别，主要根据临床表现，鉴别困难者行活检。

（2）淋巴瘤：常发生于眼睑、结膜、泪腺，并沿锥间隙向后延伸，肿块后缘锐利，常包绕眼球生长，转移瘤大多为多灶性，伴有眶骨改变，多有原发病史。

4.特别提示

CT 和 MRI 均能清楚显示肿瘤,CT 对显示眶骨骨质破坏有优势;MRI 对侵犯眶骨的软组织肿块和颅内结构肿瘤侵犯显示较好。

第二节 耳 部 疾 病

一、耳部外伤

(一)病理和临床概述

耳部外伤中颞骨外伤包括颞骨骨折和听小骨脱位。其中乳突部骨折为最多见,多因直接外伤所致,分为纵行骨折、横行骨折、粉碎性骨折。听小骨外伤表现为传导性耳聋。面神经管外伤则于外伤后出现延迟性面神经麻痹。

(二)诊断要点

颞骨外伤引起的骨折,须在 12 mm 薄层扫描观察,骨折可形成气颅,还可以显示乳突内积液或气液平。岩部骨折分为纵行(图 5-12)(平行于岩骨长轴,占80%)、横行(垂直于岩骨长轴,占 10%～20%)及粉碎性骨折。骨折好发于上鼓室外侧,常累及上鼓室及面神经前膝。迷路骨折多为横行骨折,但累及岩部的纵行骨折亦可累及迷路,均致感音神经性聋。少见迷路出血机化,表现为膜迷路密度增高。

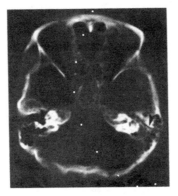

图 5-12 左侧乳突骨折

左侧乳突见斜行骨折线,乳突气房密度增高

听小骨外伤高分辨率CT显示听小骨骨折或脱位,因结构细小容易漏诊,三维螺旋CT对显示听小骨有独特的优越性,锤砧关节脱位或砧镫关节脱位常见。

(三)鉴别诊断

正常耳部,有明确外伤史及乳突积液等情况。

(四)特别提示

临床怀疑颞骨部骨折时首选高分辨率CT,必要时应加扫冠状位;面神经管损伤者,MRI显示较好。

二、耳部炎性病变

(一)中耳乳突炎

1.病理和临床概述

中耳乳突炎多见于儿童,为最常见的耳部感染性病变。急性渗出性者鼓膜充血、膨隆,慢性者鼓膜内陷或穿孔。临床常表现为听力减退,耳鸣、耳痛、耳瘘等症状。

2.诊断要点

CT表现为中耳腔内水样密度增高影,黏膜增厚。部分患者转为慢性,中耳内肉芽组织形成,表现为中耳软组织样密度增高,鼓室、鼓窦开口扩大,乳突密度增高,硬化,听小骨破坏、消失(图5-13)。

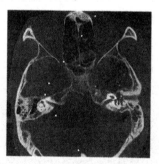

图 5-13 左侧中耳乳突炎
左侧中耳及乳突区密度增高,骨质未见破坏

3.鉴别诊断

(1)胆脂瘤:边界清楚甚至硬化,而骨疡型乳突炎边缘模糊不整。

(2)耳部肿瘤:两者骨质破坏有时难以鉴别。

4.特别提示

中耳炎检查可首选平片检查,怀疑骨疡型或颅内并发症者可选CT检查。

(二)胆脂瘤

1.病理和临床概述

胆脂瘤一般在慢性炎症基础上发生,上鼓室为好发部位,胆脂瘤的发展途径为上鼓室、鼓窦入口、鼓窦,随着角化碎片增多,肿块逐渐增大。由于膨胀压迫,慢性炎症活动导致骨质破坏,上述部位窦腔明显扩大。有长期流脓病史者,鼓膜穿孔位于松弛部。

2.诊断要点

CT 表现为上鼓室、鼓窦入口、鼓窦骨质受压破坏,腔道扩大,边缘光滑伴有骨质硬化,扩大的腔道内为软组织密度,增强扫描无强化。CT 检查还在于发现并发症,如鼓室盖骨质破坏、乙状窦壁破坏、内耳破坏、乳突外板破坏(图 5-14)。

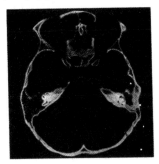

图 5-14　左侧胆脂瘤

上鼓室及乳突开口扩大,骨质破坏,边缘较光整

3.鉴别诊断

(1)慢性中耳炎:骨质破坏模糊不清,以此鉴别。

(2)中耳癌:中耳癌表现为鼓室内软组织肿块,周边骨壁破坏,增强 CT 见肿块向颅中窝或颅后窝侵犯。

(3)面神经瘤:MRI 增强扫描明显强化,而胆脂瘤扫描无强化。

4.特别提示

CT 除能确定诊断外,还能清晰显示鼓室盖及乙状窦情况,为手术提供良好帮助。

三、耳部肿瘤

(一)颞骨血管瘤

1.病理和临床概述

颞骨血管瘤包括血管瘤和血管畸形,可发生于外耳道、中耳、面神经管、内耳道底。临床表现为进行性面肌力弱、搏动性耳鸣及听力障碍等。

2.诊断要点

(1)鼓室、上鼓室软组织肿块。

(2)肿块内钙化或骨针。

(3)骨质蜂窝状或珊瑚状结构和骨质膨大。

(4)面神经管前膝破坏或迷路扩大。

(5)内耳道壁破坏。

(6)岩骨广泛破坏,骨质破坏边缘不整。

3.鉴别诊断

(1)面神经肿瘤:首发面神经管区占位,局部管腔扩大,骨破坏,CT鉴别困难者,数字减影血管造影可帮助诊断。

(2)鼓室球瘤:CT增强明显强化,MRI特点为肿块内多数迂曲条状或点状血管流空影,数字减影血管造影检查可确诊。

4.特别提示

CT为首选,MRI可确定肿瘤范围,数字减影血管造影显示异常血管结构,有较大诊断价值。

(二)外中耳癌

1.病理和临床概述

外中耳癌少见,多见于中老年人,病理为鳞癌,常有慢性耳部感染或外耳道炎病史,少数为基底细胞癌及腺癌。临床表现早期为耳聋,有耳道分泌物,或水样,或带血,或有臭味,多耳痛难忍。晚期常有面瘫。

2.诊断要点

CT示外耳道、鼓室内充满软组织肿块。外耳道骨壁侵蚀破坏边缘不整。肿块可累及外耳道骨壁、上鼓室、耳蜗、面神经管、颈静脉窝及岩骨尖,增强见肿块向颅中窝、颅后窝侵入破坏(图5-15)。

3.鉴别诊断

(1)恶性外耳道炎:鉴别困难,需活检。

(2)颞骨横纹肌肉瘤:多见于儿童,表现为颞骨广泛破坏,并有软组织肿块,增强有高度强化。

4.特别提示

CT增强扫描是目前常用检查方法。MRI显示肿瘤范围更佳,T_1加权呈中等稍低信号,T_2加权呈稍高信号,增强有强化。最后确诊需病理活检。

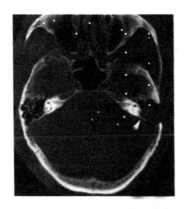

图 5-15 左外中耳中分化鳞癌

患者男性,78 岁,左耳部肿块 1 年余,CT 平扫可见外耳
道、鼓室内充满软组织肿块,外耳道、鼓室骨壁侵蚀破
坏边缘不整。术后病理为外中耳中分化鳞癌

四、耳部先天性畸形

(一)病理和临床概述

外耳和中耳起源于第一、二鳃弓和鳃沟及第一咽囊,内耳由外胚层的听泡发育而来。这些结构的发育异常常可导致畸形单独发生或同时存在。外耳、中耳畸形临床上较多见。

(二)诊断要点

外耳道闭锁表现为骨性外耳道狭窄或缺如(图 5-16);中耳畸形可见鼓室狭小和听小骨排列紊乱或缺如;内耳畸形显示前庭、半规管和耳蜗结构发育不全或完全不发育,呈单纯的圆形膜性腔影或致密骨。

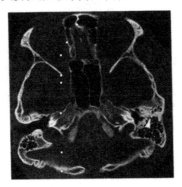

图 5-16 外耳道先天性骨性闭锁畸形

CT 高分辨率扫描可见左侧骨性外耳道缺如,但耳蜗、听小骨存在

（三）鉴别诊断

一般无须鉴别。

（四）特别提示

CT检查为确定骨性畸形的首选，MRI检查容易观察迷路，很好诊断内耳畸形。

第三节　鼻窦部疾病

一、鼻窦炎

（一）病理和临床概述

鼻窦炎按病因分有化脓性、过敏性和特源性炎症，炎症可发生于单个窦腔，亦可多个。慢性期黏膜可以肥厚或萎缩，表现为息肉样肥厚、息肉、黏膜下囊肿等。化脓性炎症慢性期骨壁增厚、硬化。

（二）诊断要点

CT表现为黏膜增厚和窦腔密度增高，长期慢性炎症可导致窦壁骨质增生肥厚和窦腔容积减小（图5-17）。窦腔软组织影内见不规则钙化提示并发真菌感染。窦腔扩大，窦腔呈低密度影，增强后周边强化，窦壁膨胀性改变提示鼻窦黏液囊肿。

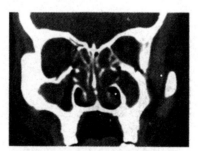

图5-17　鼻窦炎

双侧上颌窦、筛窦黏膜不规则增厚

（三）鉴别诊断

（1）鼻窦内良性肿瘤：鼻窦内肿块密度较高，增强扫描轻中度强化。

（2）鼻窦炎症积液不会发生强化。

（3）毛霉、曲霉等真菌感染时,窦腔内密度较高,可见钙化,部分引起骨质破坏,须与恶性病变鉴别。

（四）特别提示

鼻窦炎临床无明显症状而影像学检查可有阳性表现,X线平片发现率约20％,CT对鼻窦炎的分型及分期具有重要意义。MRI检查 T_2WI 窦腔常为较高信号,增强后只有黏膜呈环形强化。

二、黏液囊肿

（一）病理和临床概述

鼻窦黏液囊肿是鼻窦自然开口受阻,窦腔内黏液潴留,长时间后形成囊肿。黏液囊肿多见于额窦、筛窦,蝶窦较少见。较大的囊肿可产生面部畸形或压迫症状,如头痛、眼球突出及移位等,囊肿继发感染则有红、肿、热、痛等症状。

（二）诊断要点

CT表现为窦腔内均质密度增高影,CT值20～30 Hu,窦腔膨大,窦壁变薄。增强扫描囊壁可有线样强化。若经常继发感染,则出现窦壁骨质毛糙、增生(图5-18)。

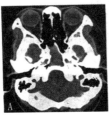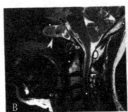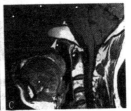

图 5-18　蝶窦黏液囊肿

A.CT横断位平扫显示右侧蝶窦密度明显增高,边缘骨质压迫吸收(箭头);B、C.MRI 矢状位 T_2、T_1WI 扫描,可见蝶窦内蛋白含量较高的囊液,T_2WI 图呈等低信号,T_1WI 图呈均匀高信号

（三）鉴别诊断

（1）鼻窦炎症,主要表现为黏膜肥厚和积液,而囊肿主要为局限性有张力的肿块,边界光整规则。

（2）良性肿瘤,根据有无强化鉴别。

（四）特别提示

X线片观察以瓦氏位最佳,表现为窦腔内半球形软组织密度减低影,可见弧形边缘。

三、黏膜下囊肿

(一)病理和临床概述

黏膜下囊肿是鼻窦黏膜内腺体在炎症或变态反应后,腺体导管开口阻塞,黏液潴留,腺体扩大所致,或黏膜息肉囊性变,此类囊肿均位于黏膜下。黏膜下囊肿上颌窦好发,额窦、蝶窦次之。

(二)诊断要点

CT扫描见鼻窦内类圆形偏低密度影,边缘光滑,基底常位于上颌窦底壁、内壁或外侧壁。增强扫描无强化(图5-19)。

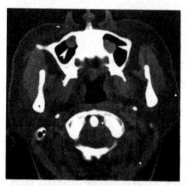

图5-19 上颌窦黏膜下囊肿

上颌窦见小囊状高密度灶,边缘较光整

(三)鉴别诊断

常与鼻窦炎症、良性肿瘤鉴别。

(四)特别提示

X线片表现各异,基本表现为窦腔密度减低和窦腔膨大,窦壁受压改变。MRI扫描因黏液囊肿信号差异较大,应用不多。

四、鼻和鼻窦良性肿瘤

(一)病理和临床概述

鼻和鼻窦良性肿瘤最多见的是乳头状瘤。男性多见,多发生于40～50岁,主要临床表现有鼻塞、流涕、鼻出血、失嗅、溢泪等。本病常复发,2％～3％恶变。

(二)诊断要点

CT表现为鼻腔或筛窦软组织肿块,较小时呈乳头状,密度均匀,轻度强化。

阻塞窦口引起继发性鼻窦炎改变,增强检查有助于区别肿瘤与继发炎性改变,肿瘤有强化。肿瘤可侵入眼眶或前颅窝(图5-20)。

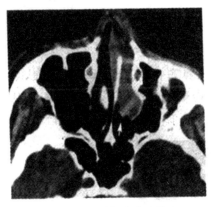

图5-20　左侧鼻腔乳头状瘤

患者男性,45岁,反复鼻塞、出血半年,CT显示左侧鼻腔内密度不均匀软组织影,左侧上颌窦壁有受压变形,手术病理为乳头状瘤

(三)鉴别诊断

(1)慢性鼻窦炎、鼻息肉,一般骨质破坏不明显。

(2)血管瘤,可有明显强化。

(3)黏液囊肿,窦腔膨胀性扩大。

(4)恶性肿瘤有骨质明显破坏,定性诊断需要病理学检查。

(四)特别提示

鼻和鼻窦良性肿瘤少见,但组织学种类众多,准确鉴别比较困难,主要依靠病理检查。首先选择CT检查,对于手术后或放疗后纤维瘢痕与复发鉴别困难者,可辅以MRI检查。

肿瘤迅速增大,骨质破坏明显应考虑有恶变可能。

五、鼻窦恶性肿瘤

(一)病理和临床概述

鼻窦恶性肿瘤包括上皮性恶性肿瘤(鳞癌、腺癌和未分化癌等)和非上皮性恶性肿瘤(嗅神经母细胞瘤、横纹肌肉瘤、淋巴瘤和软骨肉瘤等),鳞癌最常见,鼻窦恶性肿瘤较罕见,以上颌窦癌最常见。上颌窦癌大多数为鳞状上皮癌。早期肿瘤局限于窦腔内时,无窦壁骨质破坏,难以明确诊断,需组织学诊断定性。临床常表现血性鼻涕、鼻塞、牙齿疼痛及松动、面部隆起及麻木、眼球运动障碍、张口困难等。

(二)诊断要点

CT 表现为鼻腔和/或鼻窦内软组织肿块,一般密度均匀。肿块较大时可有液化坏死,部分患者还可见钙化,如腺样囊性癌、软骨肉瘤、恶性脊索瘤等。肿物呈侵袭性生长,恶性上皮性肿瘤随肿瘤的发展直接侵及邻近结构如眼眶、翼腭窝、额下窝、面部软组织甚至颅内等。绝大多数有明显的虫蚀状骨质破坏,中度或明显强化。

上颌窦癌向前侵犯时,前壁骨质破坏伴有皮下软组织增厚或肿块隆起;后壁破坏时可累及翼腭窝、颞下窝及翼内外板,翼腭窝见软组织肿块;向上侵犯时,肿瘤破坏眼眶底壁伴有肿块,下直肌和下斜肌可受累;向内上方侵犯时,可破坏筛窦,在鼻腔内形成肿块(图 5-21)。

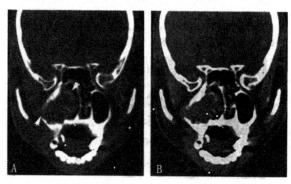

图 5-21　上颌窦癌

右侧上颌窦内见软组织肿块(B图箭头所指),内、外侧窦质破坏(A图箭头所指)

(三)鉴别诊断

(1)炎症:早期肿瘤局限于窦腔内时,无窦壁骨质破坏,与炎症难以鉴别,明确诊断需组织学诊断定性。

(2)转移瘤:有原发病史,骨质破坏一般范围较广泛。

(四)特别提示

不同部位恶性肿瘤的 CT 表现及诊断各具有一定特点。CT 对定位诊断和定量诊断具有重要作用。CT 检查对肿瘤侵犯的部位、范围、颈部淋巴结转移情况及放疗或手术后复查同样具有重要意义。

第四节　口腔颌面部疾病

一、造釉细胞瘤

(一)病理和临床概述

造釉细胞瘤是颌面部常见肿瘤,来源于牙板和造釉器的残余上皮和牙周组织的残余上皮。本病多见于 20～40 岁的青壮年,男女无差异,多发生于下颌骨。肿瘤生长缓慢,初期无症状,后期颌骨膨大,面部畸形,牙齿松动、脱落。患者可产生吞咽、咀嚼、语言、呼吸障碍,4.7％恶变。

(二)诊断要点

病变呈囊状低密度区,周围囊壁境界清晰,呈锐利高密度囊壁。检查可清晰观察肿瘤的位置、边缘、内部结构、密度及局部骨皮质情况(图 5-22)。

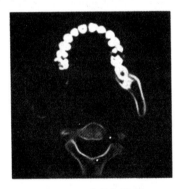

图 5-22　造釉细胞瘤

患者男性,18 岁,右侧下颌角肿胀半年,CT 检查显示右侧下颌角区膨胀性病变,内囊状低密度区,周围囊壁境界清晰,呈锐利高密度骨质影

(三)鉴别诊断

造釉细胞瘤需要和牙源性囊肿和骨巨细胞瘤鉴别。牙源性囊肿呈圆形低密度影,边缘光滑锐利,囊壁硬化完整,囊内可见牙齿。骨巨细胞瘤鉴别呈分隔状,瘤壁无硬化。

(四)特别提示

临床常以 X 线检查为主,分为四型:多房型占 59％,蜂窝型占 22％,单房型占14%,恶变型占5%。检查表现为单囊状、砂粒状、蜂窝状或多囊状低密度影,内见厚度不一的骨隔,囊壁边缘硬化,囊内有时见到牙齿,局部骨皮质受压变形、膨隆、变薄。MRI检查有一定的价值。

二、口腔癌

(一)病理和临床概述

口腔癌是颌面部常见肿瘤,其中以舌癌最为常见。临床表现为舌痛、肿瘤表面溃疡。病变发展引起患者舌运动受限,涎液多,进食、言语困难。

(二)诊断要点

肿瘤呈低密度,境界不清,侵犯舌根时局部不规则膨突,不均匀强化,常见颈部淋巴结肿大(图5-23)。

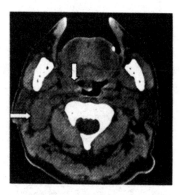

图5-23　右侧口腔癌

患者男性,78岁,舌右侧放射性痛半年,CT检查显示右侧口咽部肿块(下箭头),右侧颈部淋巴结肿大(横箭头)

(三)鉴别诊断

需要与炎性包块相鉴别。

(四)特别提示

MRI检查:T_1WI呈均匀或不均匀低信号,境界不清,T_2WI呈明显高信号。

三、腮腺肿瘤

(一)病理和临床概述

腮腺肿瘤90%来自腺上皮,良性者以混合瘤多见,多位于腮腺浅部;恶性者以黏液表皮样癌多见。良性者病史长,可达30余年,无痛性包块,肿块质软,边界清楚。恶性者病史短,侵犯神经引起疼痛和面神经麻痹,侵犯咀嚼肌群发生开口困难。

(二)诊断要点

良性肿瘤呈圆形或分叶状边界清楚的等密度或稍高密度影,轻至中等强化。恶性肿瘤呈境界不清稍高密度影,其内密度不均匀,呈不均匀强化,下颌骨骨质破坏,常合并颈部淋巴结肿大(图5-24)。

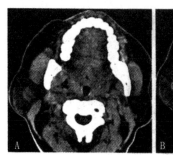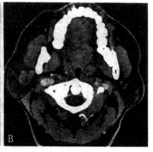

图 5-24　右侧腮腺混合瘤恶变

患者男性,45 岁,发现右侧腮腺区结节 3 年,近来感觉有增大,CT 检查示右侧腮腺内稍高密度结节影,增强扫描有中度强化,有小片状低密度影

(三)鉴别诊断

鉴别诊断包括下颌骨升支肿瘤、咽旁间隙肿瘤、淋巴瘤、淋巴结核、腮腺转移瘤等。

(四)特别提示

腮腺造影具有重大诊断价值:良性者导管纤细、变直、撑开、聚拢、消失、移位;恶性者导管受压移位、破坏、缺损、中断及对比剂外溢。MRI 检查作为补充:良性边界清,呈圆形或分叶状,恶性呈不规则状,伴淋巴结肿大。良性肿瘤强化较均匀者居多,恶性肿瘤不均匀强化者居多,转移淋巴结呈均匀或环状强化。

第五节　咽 部 疾 病

一、鼻咽腺样体增生

(一)病理和临床概述

腺样体(咽扁桃体)是位于鼻咽顶部的一团淋巴组织,在儿童期可呈生理性肥大,腺样体增生5岁时最明显,以后逐渐缩小,15岁左右达成人状态。腺样体肥大可引起呼吸道不畅或反复性上呼吸道感染,临床主要表现有鼻塞、张口呼吸、打鼾,影响咽鼓管时导致分泌性中耳炎。

(二)诊断要点

CT表现为顶壁、后壁软组织对称性增厚,表面可不光滑,增强后均匀强化,两侧咽隐窝受压狭窄,咽旁间隙、颈长肌等结构形态密度正常,颅底无骨质破坏(图5-25)。

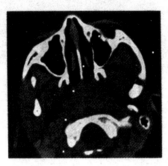

图5-25 腺样体肥大

患者男性,8岁,打鼾加重就诊,CT检查可见顶壁、后壁软组织对称性增厚,表面光滑,两侧咽隐窝受压狭窄

(三)鉴别诊断

一般可明确诊断。

(四)特别提示

临床检查即可以明确诊断,做X线平片侧位检查有助于了解腺样体大小,CT检查可以明确显示腺样体情况,并有助于鉴别诊断。

二、鼻咽部纤维血管瘤

(一)病理和临床概述

纤维血管瘤是常见的良性肿瘤,多见于男性青少年。组织学上,肿瘤由结缔组织和扩张的血管组成,由于血管缺乏肌层,容易出血,随着年龄增长,病灶可纤维化,部分可自行消退。主要症状为鼻阻塞、鼻出血。

(二)诊断要点

肿瘤常位于鼻咽顶壁或后鼻孔,呈软组织密度,边界清晰,呈膨胀生长,周围骨质可压迫吸收,肿块有沿自然孔道、裂隙生长趋势,可经后鼻孔长入同侧鼻腔,蝶腭孔扩大,肿瘤长入翼腭窝、颞下窝,向上可破坏颅底骨质,侵入蝶窦或海绵窦,肿块境界清楚,密度一般均匀,肿瘤强化异常明显(图5-26)。

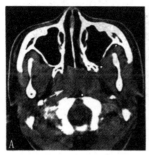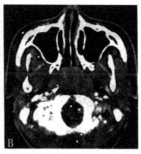

图5-26　鼻咽部纤维血管瘤

A.鼻咽部顶后壁软组织肿块;B.增强扫描明显均匀强化

(三)鉴别诊断

(1)鼻咽癌:一般患者年龄较大,临床常见回吸性涕血,咽旁间隙一般显示清晰,数字减影血管造影检查肿块血管多显著,可作鉴别。

(2)腺样体增生:多发生于婴幼儿,一般15岁后逐渐萎缩,无鼻出血症状。

(四)特别提示

MRI检查示T_1WI呈低信号,T_2WI呈明显高信号,强化明显,瘤内可见低信号条状或点状影,称为"椒盐征"。肿瘤富含血管,数字减影血管造影可明确肿瘤供血动脉及引流静脉,同时可进行介入治疗。

三、鼻咽癌

(一)病理和临床概述

鼻咽癌占鼻咽部恶性肿瘤的90%,以结节型多见。好发年龄30～60岁,男性较多见。临床常见回吸性涕血,单侧耳鸣及听力减退,不明原因的复视及偏头痛。

(二)诊断要点

鼻咽癌病灶较小时,CT表现为咽隐窝变浅或咽鼓管变平;肿瘤较大时,向鼻咽腔生长,顶后壁或侧壁不规则肿块,咽鼓管隆起变厚。咽旁间隙变小。鼻咽癌常侵犯周围结构,颅底骨质破坏多表现为溶骨性,部分患者为成骨性。鼻咽癌淋巴转移常位于颈后三角、颈静脉二腹肌淋巴结等,常显示中央低密度,周围有增强(图5-27)。

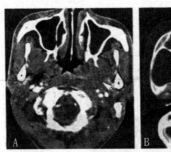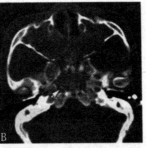

图 5-27　鼻咽癌

A.左侧咽隐窝变浅,鼻咽部左后壁、咽旁间隙见软组织肿块(箭头),颈部血

管旁淋巴结肿大;B.颅底见骨质破坏吸收(箭头)

(三)鉴别诊断

需要与鼻咽部慢性炎症、淋巴瘤、颈部淋巴结结核等鉴别。

(四)特别提示

CT 能明确鼻咽癌的侵犯范围及有无转移,并用于放疗后随访。

四、咽部脓肿

(一)病理和临床概述

咽部脓肿为临床常见疾病。咽周为疏松结缔组织、肌肉、筋膜构成的间隙,这些间隙感染较易形成积脓。根据感染的部位又分为扁桃体周围脓肿、咽后脓肿、咽旁间隙感染或脓肿。急性脓肿多见于儿童,常因咽壁损伤、异物刺伤、耳部感染、化脓性淋巴结炎等引起。慢性脓肿多见于颈椎结核、淋巴结结核所致的脓肿。临床上急性脓肿患者有全身炎症症状、咽痛、吞咽及呼吸困难等,脓肿破坏血管可引起出血。

(二)诊断要点

CT 显示软组织肿胀,呈略低密度,结核脓肿有时见脓肿壁钙化。脓肿突向咽腔,导致气道变形,脓肿与深部组织分界清或不清。增强 CT 检查呈不规则环形强化(图 5-28)。

(三)鉴别诊断

与外伤性血肿、咽部囊性淋巴管瘤、鼻咽血管纤维瘤等疾病鉴别。血肿 CT 呈高密度,MRI 示 T_1WI、T_2WI 呈高信号。囊性淋巴管瘤为儿童头颈部较常见疾病,范围较广,与脓肿改变不同。鼻咽纤维血管瘤见于男性青少年,数字减影血管造影检查肿瘤富含血管,CT 和 MRI 强化明显。

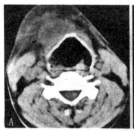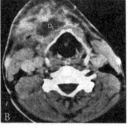

图 5-28　咽部脓肿

患者男性,12 岁,外伤后 10 天,发现右侧咽部肿胀,触之有波动感,CT 检查可见软组织明显肿胀,皮下脂肪间隙模糊,有低密度团块影,增强扫描低密度影呈环形强化,为脓肿

(四)特别提示

CT 增强扫描有重要价值;MRI T_1WI 见脓肿呈不均匀低信号,T_2WI 呈高信号,脓肿范围显示清楚,压迫周围组织器官移位。增强后 CT 显示脓肿壁强化,脓腔无强化。

第六节　喉部疾病

一、喉癌

(一)病理和临床概述

喉癌是喉部常见的恶性肿瘤,大多数为鳞状细胞癌。好发年龄 50～70 岁,喉癌按位置分为声门下区癌、声门癌、声门上区癌,所有肿瘤均可通过黏膜层、黏膜下层向深部组织扩散。临床上声门上癌早期表现异物感,晚期表现为咳嗽、痰中带血、呼吸困难、声音嘶哑。声门癌早期出现声音嘶哑,逐渐加重。声门下癌早期无症状,晚期出现呼吸困难及颈部淋巴结转移。

(二)诊断要点

声门癌多数位于真声带前部,早期表现声带局限性增厚,中、晚期声带显著增厚变形,有软组织肿块,杓状软骨移位,周围软组织及软骨破坏(图 5-29)。

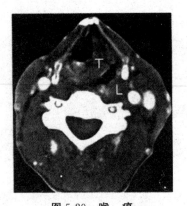

图 5-29　喉　癌

左侧声带增厚,呈团块状高密度影,左侧梨状

窝受累(T),颈动脉旁淋巴结肿大(L)

(三)鉴别诊断

喉部息肉,呈小结节状,常见歌手及教师等人群,息肉位于声带游离缘前、中1/3处,双侧多见。

(四)特别提示

CT检查可以发现甲状软骨、环甲膜及会厌前间隙有无肿瘤侵犯。

二、甲状舌管囊肿

(一)病理和临床概述

甲状舌管囊肿是由于胚胎早期甲状腺舌导管未完全闭合,部分开放管壁所衬之上皮细胞发育成长,并分泌黏液而形成。因此,甲状舌骨囊肿大多数位于颈中线,少数患者也可略为偏向一侧,是颈部常见无痛性肿块,可随伸舌运动而上下移动。

(二)诊断要点

表现为颈中线区或略偏一侧可见一囊性病灶,边界清楚,内部密度均匀,偶尔可因囊肿内少量出血或蛋白含量增高,可见密度较高(图5-30)。

(三)鉴别诊断

(1)声门癌:多数位于真声带前部,早期表现声带局限性增厚,中、晚期声带显著增厚变形,有软组织肿块,杓状软骨移位,周围软组织及喉软骨破坏。

(2)颈前部炎症:起病急,颈前部软组织肿胀,脓肿形成时可见积气及环状强化,实验室检查白细胞计数增高。

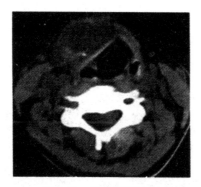

图 5-30　甲状舌管囊肿

男性,15 岁,3 年前发现颈中线区肿块,近 1 年来有增大并向右侧略偏移。CT 可
见中线偏右侧囊性肿块,边界清楚。手术病理为甲状舌管囊肿

(四)特别提示

CT 检查增强扫描囊性病变无强化及边界相对清晰者应该考虑本病。CT
检查可以发现甲状软骨有无侵犯,观察囊肿边缘是否光整及有无瘘管形成。

第七节　甲状腺及甲状旁腺疾病

CT 检查能够清晰显示甲状腺形态、大小、密度的变化,正常甲状腺密度高于
周围颈部组织,甲状腺病变时,病变组织含碘量降低,在 CT 上表现为低密度灶。
临床上,影像学检查首先选择超声检查,CT 作为二线检查手段,主要应用于:
①观察甲状腺肿大的程度并分析可能的原因;②检查甲状腺结节并鉴别良恶性;
③对于甲状腺癌,检查有无周围结构侵犯、淋巴结转移或远处转移,治疗过程中
有无复发或转移;④区别前上纵隔肿块是否与甲状腺相连;⑤颈部肿块是否为异
位甲状腺组织。

一、弥漫性甲状腺肿大

(一)病理和临床概述

弥漫性甲状腺肿大又叫 Graves 病,其临床 3 个主要特点:高代谢、弥漫性甲
状腺肿大、突眼。在甲状腺功能亢进患者中,Graves 病患者约占 85%,20～40 岁
女性多见。临床症状有甲状腺肿大、突眼、心悸、神经质、易激动、畏热多汗、多

食、体重减轻等。

(二)诊断要点

CT检查时弥漫性甲状腺肿表现为甲状腺侧叶及峡部明显增大,边缘清楚,密度均匀或不均匀,与颈部肌肉密度相仿。增强扫描更明显(图5-31)。

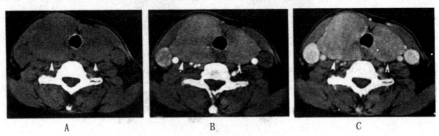

图5-31　弥漫性甲状腺肿大

A～C.分别为平扫、动脉期、静脉期扫描图像,双侧甲状腺弥漫性肿大,密度均匀,增强时呈均匀性强化

(三)鉴别诊断

结节性甲状腺肿,甲状腺轮廓呈结节状或波浪状,密度不均,见多发结节状低密度灶。

(四)特别提示

临床怀疑有甲状腺肿或甲状腺功能亢进时,慎行CT碘对比剂增强扫描。

二、结节性甲状腺肿

(一)病理和临床概述

结节性甲状腺肿是由于甲状腺激素合成不足,刺激甲状腺滤泡上皮增生、肥大所致。病理分为弥漫性或结节性甲状腺肿。结节性甲状腺肿镜下可见胶体潴留性结节和腺瘤样结节。临床多无症状表现,较大者可出现压迫症状。

(二)诊断要点

CT表现为低密度结节,较小时密度均匀,较大时密度不均匀,多结节甲状腺肿表现为多发低密度区,有时边缘可见钙化,腺瘤样增生结节可有轻度强化,一般不侵犯邻近器官或结构。有两种结节表现:①胶体潴留性结节表现为边界不清低密度结节,可有囊变或钙化,钙化为弧状或粗斑点状;②腺瘤样结节呈实性,可有轻度强化(图5-32)。

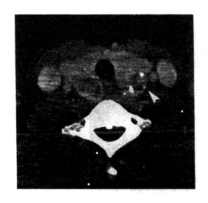

图 5-32　结节性甲状腺肿

双侧甲状腺增大,密度不均,见结节状低密度灶,边缘见小点状钙化

(三)鉴别诊断

甲状腺癌:临床上结节生长迅速,结节边界不清,病灶侵犯周围结构,颈部淋巴结肿大,提示甲状腺癌。

(四)特别提示

临床怀疑有甲状腺肿或甲状腺功能亢进时,慎行对比剂增强扫描。MRI 表现为长 T_2 信号,T_1 信号强度则根据胶体中蛋白质含量而定,信号由低信号到高信号不等。

三、甲状腺腺瘤

(一)病理和临床概述

甲状腺腺瘤是最常见的甲状腺良性肿瘤,好发于 30～50 岁女性。病理上分为滤泡状和乳头状囊性腺瘤。临床上,患者常无症状,部分有颈部压迫和吞咽困难,通常生长缓慢,出血时明显增大。

(二)诊断要点

CT 检查腺瘤呈圆形或类圆形低密度灶,多数单发,直径 1～5 cm,边缘清晰、光整、锐利,密度均匀,部分病灶可有囊变,急性出血时呈高密度。增强扫描轻度强化,强化程度低于正常甲状腺组织。邻近甲状腺及气管受压、移位(图 5-33)。

(三)鉴别诊断

甲状腺癌:临床上结节生长迅速,结节边缘不清,病灶侵犯周围结构,颈部淋巴结肿大,提示甲状腺癌。

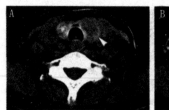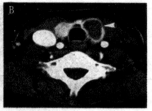

图 5-33　甲状腺腺瘤

图 A.CT 平扫显示左侧甲状腺见结节状低密度灶,边缘光整,
密度较均匀;图 B.增强扫描可见结节无明显强化

(四)特别提示

10%的甲状腺腺瘤有癌变危险,且可引起甲状腺功能亢进,一般应早期切除。

四、甲状腺癌

(一)病理和临床概述

甲状腺癌为内分泌系统中最常见的恶性肿瘤,女性多见。组织学上,甲状腺癌分为乳头状癌、滤泡癌、未分化癌和髓样癌。颈前或颈侧区肿块是其主要临床表现。

(二)诊断要点

CT 平扫甲状腺癌大小不一,2～5 cm,常单发,部分患者可累及一叶或双侧甲状腺,呈形态不规则、边界不清的不均匀低密度影,约半数可见细盐状钙化及更低密度坏死区,病变与周围组织分界不清,颈部淋巴结肿大。不均匀明显强化,转移淋巴结多呈环状强化。甲状腺肿块生长迅速或侵犯包膜和邻近组织、器官是恶性的较为可靠征象,可伴有局部淋巴结转移。增强扫描不均匀强化,强化程度低于正常组织,病灶边缘变清晰,边界模糊;甲状腺癌侵犯邻近组织包括肌肉、气管、食管及颈部血管。颈部淋巴结转移表现淋巴结肿大,密度不均,可呈环状强化(图 5-34)。

(三)鉴别诊断

结节性甲状腺肿、甲状腺腺瘤,当甲状腺癌较小时,鉴别诊断困难,需在 B 超引导下活检定性。

(四)特别提示

总体上,CT 对甲状腺癌的定性较超声没有明显优势。但 CT 可显示甲状腺癌对周围器官的侵犯、淋巴结转移情况及肿瘤同血管的关系较佳。MRI能辨别肿瘤切除术后甲状腺内组织特征,将纤维化和肿瘤复发区别开来,利于随访。

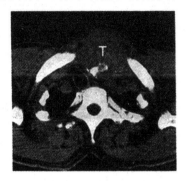

图 5-34　甲状腺癌

左侧甲状腺不规则肿块,肿块内见不定形钙化,周围间隙不清,气管受压右移

五、甲状旁腺疾病

甲状旁腺分泌的甲状旁腺激素具有调节钙、磷代谢的作用,主要的疾病为甲状旁腺功能亢进和特发性甲状旁腺功能减退,以原发性甲状旁腺功能亢进最多见。甲状旁腺检查方法有 X 线平片、US、PET、CT、MRI 检查及血管造影和选择性静脉采样等。

(一)病理和临床概述

甲状旁腺腺瘤是原发性甲状旁腺功能亢进最常见原因,常单发,肿瘤包膜完整,无分叶表现,与残存甲状旁腺分界明显。甲状旁腺腺瘤约 80% 位于颈部甲状腺区,常位于气管-食管旁沟内,呈软组织肿块,该区正常的脂肪密度消失。小部分甲状旁腺腺瘤位于甲状腺叶下极附近或稍下方。临床上主要有以下两点:①屡发活动性尿结石或肾钙盐沉着;②骨质吸收、脱钙,甚而囊肿形成,特别当累及上述好发部位时,应高度怀疑本病。

原发性甲状旁腺功能亢进的病因还有甲状旁腺增生、甲状旁腺癌等。原发性甲状旁腺功能亢进占 10%～30%,常为多个腺体增生肥大,程度不一。甲状旁腺增生病理表现分两型:主细胞型和亮细胞型,以主细胞型多见,表现为所有的腺体均增大,病变与正常组织分界不清。

在原发性甲状旁腺功能亢进中,甲状旁腺癌少见,仅占 0.4%～3.2%。临床上,血钙及甲状旁腺激素明显增高,颈部见增长迅速的肿块,质地较硬,肿瘤细胞排列成小梁状,被厚的纤维束分隔,细胞核大、深染,易出血、纤维化,部分病灶内见显著钙化。

甲状旁腺功能减退是因甲状旁腺分泌不足或先天性肾小管和/或骨对甲状旁腺素反应不良而引起的疾病,临床常分3种:特发性、继发性、低镁血性。临床特点:手足搐搦,癫痫样发作,儿童常有智力低下、发育畸形、低钙血症、高磷血症。特发性甲状旁腺功能减退病因不明,多认为是自身免疫性疾病,可伴有其他自身免疫性疾病。多数有家族遗传性。

(二)诊断要点

(1)甲状旁腺腺瘤(图5-35):CT表现为类圆形软组织肿块,常1~3 cm,边缘清晰,密度较均匀,CT值35~60 Hu,少部分病灶内见囊变,常为陈旧性出血所致。较大肿瘤表现邻近甲状腺、气管受压或移位。增强扫描,肿瘤强化明显,CT值90~105 Hu。

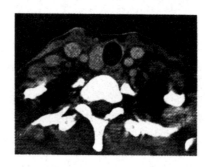

图 5-35　甲状旁腺腺瘤

患者有多次尿路结石病史,血钙明显升高而行颈部 CT 检查,可见右侧气管食管间隙结节,增强扫描有均匀强化

(2)增生的甲状旁腺通常很小,只有增生的甲状旁腺明显增大时,方能被影像学检查发现。CT检查能发现的增生性显著增大的腺体的表现与甲状旁腺腺瘤相似,难以鉴别。

(3)CT表现颈部甲状旁腺区较大的软组织肿块,常呈分叶状,肿块密度不均,常见坏死、出血、钙化,增强扫描瘤体实性部分明显强化。较大肿块可压迫或侵犯相邻结构如甲状腺、气管、食管和颈部血管。

(4)甲状旁腺功能减退(图5-36):甲状旁腺功能减退患者约93%有脑内钙化,而临床症状一般在甲状旁腺素分泌减少到正常的50%以下时出现。CT表现:双侧基底节、丘脑、小脑、齿状核、皮质下及皮髓质交界区高密度钙化。钙化常对称性,多发,大小不等。其形态常片状、点状、弯曲条状、条带状。钙化好发于基底节(苍白球、壳核、尾状核),常对称,其次是脑叶、丘脑、小脑、齿状核。脑叶深部钙化多发于额顶叶。

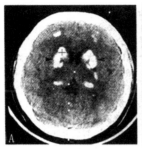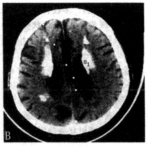

图 5-36　甲状旁腺功能减退

患者反复抽搐就诊,CT 检查可见苍白球、壳核、尾状核多发对称性
钙化,提示甲状腺功能减退,经血钙、磷检查证实

(三)鉴别诊断

需要与正常颈部血管和肿大淋巴结相鉴别:颈部血管呈连续性,多层面均可清晰显示,动态增强扫描,血管强化明显,腺瘤强化程度略低。颈部肿大淋巴结,常位于颈部血管旁,增强扫描轻度强化。

(四)特别提示

原发性甲状旁腺功能亢进患者行各种影像学检查时,发现甲状旁腺区结节或肿块影,除考虑腺瘤外,也需要想到甲状旁腺增生的可能性,因此,甲状旁腺功能亢进患者手术时,除切除影像学发现的增大腺体外,还需探查其余的腺体并行术中甲状旁腺激素测定。在原发性甲状旁腺功能亢进者,如果甲状旁腺区 CT 检查未发现异常,需继续向上扫描至下颌水平、向下扫描至主动脉根部水平,以寻找移位的甲状旁腺腺瘤。

临床怀疑甲状旁腺功能减退,癫痫样发作或肢体功能障碍伴有低血钙或高血磷者,均应行颅脑 CT 检查。反之,CT 上发现脑内多发钙化者,应结合临床表现,血清钙、磷及甲状旁腺素的检查确定有无甲状腺功能减退。

第六章

腹部疾病CT诊断

第一节　胃十二指肠疾病

一、溃疡性疾病

(一)病理和临床概述

胃十二指肠溃疡是消化道常见疾病,十二指肠溃疡较胃溃疡多见,与胃酸水平及幽门螺杆菌感染有关。病理表现为胃壁溃烂缺损,形成壁龛。临床表现为长期反复上腹疼痛。

(二)诊断要点

CT、MRI检查对胃十二指肠溃疡的诊断价值不大,尤其是良性溃疡;恶性溃疡较不典型时表现为胃壁不规则增厚或腔外软组织肿块。

(三)鉴别诊断

需做活检与溃疡型胃癌鉴别。

(四)特别提示

溃疡性病变主要靠钡剂造影或胃镜诊断,CT检查在观察溃疡穿孔、恶变等方面有一定优势。

二、憩室

(一)病理和临床概述

十二指肠憩室占消化道憩室首位,胃憩室少见。病因不清,可能与先天性肠壁发育薄弱有关,病理为多层或单层肠壁向腔外呈囊袋状突出,多位于十二指肠内侧。单纯憩室无症状,合并憩室炎或溃疡可有上腹痛、恶心、呕吐等症状。

(二)诊断要点

表现为圆形或卵圆形囊袋状影,与肠腔关系密切,三维重组常见一窄颈与肠腔相连。其内密度混杂,含有气体、液体或高密度对比剂。十二指肠乳头旁憩室常引起胆管及胰管扩张(图6-1)。

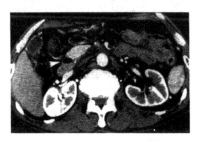

图6-1　胃十二指肠球后憩室

CT 显示可见十二指肠降部前方类圆形空气集聚

(三)鉴别诊断

胃十二指肠憩室具有典型表现,行钡剂造影检查一般可确诊。

(四)特别提示

对于胆管、胰管扩张患者,在排除结石及肿瘤后,应考虑到十二指肠壶腹部憩室可能。

三、胃淋巴瘤

(一)病理和临床概述

胃淋巴瘤起源于胃黏膜下层淋巴组织,肿瘤局限于胃肠壁及其周围区域淋巴结;也可继发全身恶性淋巴瘤。临床症状除上腹痛、消瘦及食欲减退外,可有胃出血、低热等。

(二)诊断要点

胃壁广泛或节段性增厚,胃腔变形缩小,增厚胃壁密度较均匀。增强扫描示增厚胃壁均匀强化,其强化程度较皮革样胃低。肾门淋巴结肿大或广泛主动脉旁淋巴结肿大,常侵犯胰腺(图6-2)。

(三)鉴别诊断

本病需与胃癌鉴别,胃壁增厚、胃腔缩小不明显、较少侵犯胃周脂肪层及增强强化效应不及胃癌等征象有助于胃淋巴瘤诊断。

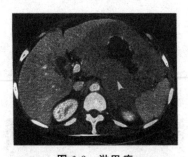

图 6-2　淋巴瘤

CT 检查显示胃体部胃壁弥漫性增厚,强化均一,胃腔狭窄

(四)特别提示

CT 检查对检出早期淋巴瘤比较困难,但能充分显示中晚期淋巴瘤的病变全貌。病变确诊依靠活检。

四、胃间质瘤

(一)病理和临床概述

胃间质瘤是一类独立来源于胃间叶组织的非定向分化肿瘤,以往将其诊断为平滑肌或神经源性肿瘤,多数间质瘤为恶性,好发于胃体,以膨胀性、腔外性生长为主,肿瘤越大恶性可能性越大。临床表现为进行性上腹疼痛,有呕血及柏油样便,可触及包块。

(二)诊断要点

肿瘤较大,常在 5 cm 以上,腔外肿块常向腹腔薄弱区域突出,肿块密度不均,有坏死囊变,增强扫描示中等度不均质强化;肿块腔内部分凹凸不平,可见溃疡龛影。腔外肿块有向邻近结构浸润的现象(图 6-3)。

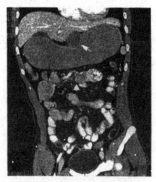

图 6-3　多发间质瘤

CT 显示胃小弯及十二指肠旁腔外肿块,密度不均,

有坏死囊变,增强扫描中等度不均质强化

(三)鉴别诊断

本病同胃癌、肝肿瘤、淋巴瘤等鉴别,膨胀性、腔外性生长有助于诊断间质瘤。

(四)特别提示

CT重建有助于判断肿瘤起源部位。要明确病理诊断必须进行光镜检查及免疫组化检测。

五、胃癌

(一)病理和临床概述

胃癌在我国居消化道肿瘤首位。病因至今不明,好发年龄为40～60岁,可发生在胃任何部位,以胃窦、小弯、贲门常见。胃癌起于黏膜上皮细胞,都为腺癌。早期胃癌临床症状轻微,进行期胃癌表现为上腹痛、消瘦及食欲减退。

(二)诊断要点

胃壁局限或广泛增厚,胃腔狭窄,胃腔内形成不规则软组织肿块,表面凹凸不平,早期扫描肿瘤强化明显。周围组织受侵时表现为胃周脂肪层模糊消失,腹腔腹膜后淋巴结增大,常伴肝转移(图6-4)。

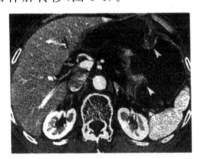

图 6-4　胃癌

CT 显示胃小弯侧前、后壁不规则增厚,后壁见浅
大腔内溃疡,增强扫描动脉期明显强化

(三)鉴别诊断

胃平滑肌瘤边界光整规则,瘤内易出现出血坏死、囊变及钙化,有套叠征、胃溃疡。

(四)特别提示

胃肠造影检查只能观察胃腔内结构,CT检查意义在于发现胃周结构侵犯情况,腹腔腹膜后有无淋巴结转移等,对临床分期有重要意义。

第二节 肠道疾病

一、肠梗阻

肠梗阻是临床最常见的急腹症之一,可见于各年龄段。肠梗阻的病因很多,其临床表现复杂多变且无特异性,不但引起肠管本身解剖和功能的改变,并且导致全身性正常生理功能紊乱。腹部 X 线检查对肠梗阻的诊断具有重要作用,但对 20%~52% 的患者尚不能得出肯定诊断,对梗阻原因、有无闭襻和绞窄的诊断价值十分有限。钡剂检查对明确结肠梗阻有一定的诊断价值,并对小儿肠套叠有重要治疗意义,但对不完全性小肠梗阻价值有限,并存在使完全性小肠梗阻患者梗阻程度加重的危险。螺旋 CT 作为一种先进的无创性检查技术具有良好的密度分辨率和时间分辨率,对气体和液体分辨均很敏感。

肠梗阻一般可以分为机械性、动力性(包括假性肠梗阻)、血运性梗阻三大类,其中大部分为机械性肠梗阻。机械性肠梗阻按照梗阻的病变位置可以分为肠壁、肠腔内和肠腔外 3 种。

(一)肿瘤性肠梗阻

1.病理和临床概述

肠道肿瘤是引起肠梗阻重要原因之一。临床表现为腹痛、腹胀、呕吐及肛门停止排便、排气。

2.诊断要点

检查可显示梗阻近、远段肠管情况,以阳性对比剂充盈肠管并追踪梗阻点,以重组分析梗阻段情况,常能显示肠腔或肠壁肿块,同时显示供血动脉及引流静脉。

以下 CT 表现支持肠道恶性肿瘤:①肠壁肿块局部僵硬,较明显强化,中央有坏死;②移行带狭窄不规则,肠壁不规则增厚;③淋巴结肿大(图 6-5)。

3.鉴别诊断

炎症、粘连、发现肠道内不均匀肿块和淋巴结肿大有助于肿瘤性肠梗阻的诊断。

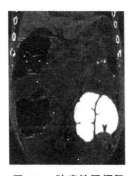

图 6-5 肿瘤性肠梗阻

三维重建显示降结肠腔内充盈缺损,手术病理为降结肠腺癌

4.特别提示

小肠是内镜检查盲区,应用螺旋CT使诊断肠梗阻发生了革命性变化,它能分析肠梗阻原因、明确梗阻部位。

(二)肠扭转

1.病理和临床概述

肠扭转是严重急腹症,以小肠多见,原因有先天发育异常、术后粘连、肠道肿瘤、胆道蛔虫及饱餐后运动等;另外小肠内疝(部分小肠疝入手术形成空隙内)实质上也是肠扭转。临床表现为急性完全性肠梗阻,常在体位改变后剧烈腹痛。

2.诊断要点

(1)漩涡征:肠曲及肠系膜血管紧紧围绕某一中轴盘绕聚集。

(2)鸟嘴征:扭转开始后未被卷入"涡团"的近端肠管充气、充液而扩张,紧邻漩涡肠管呈鸟嘴样变尖。

(3)肠壁强化减弱、靶环征及腹水:肠扭转时造成局部肠壁血运障碍所致,靶环征指肠壁环形增厚并出现分层改变,为黏膜下层水肿增厚所致(图 6-6)。

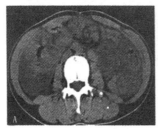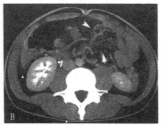

图 6-6 肠扭转

A.肠系膜血管360°旋转,呈典型漩涡征,同时见肠管梗阻、

肠壁水肿及腹水;B.可见附属肠系膜血管"漩涡征"

3.鉴别诊断

与肠道肿瘤、其他原因肠梗阻鉴别。

4.特别提示

诊断肠扭转必须具备肠管及肠系膜血管走行改变,即肠管及血管漩涡征。CT扫描结合后处理诊断肠扭转具有明显优势。

(三)肠套叠

1.病理和临床概述

肠套叠是指一段肠管套入邻近肠管,并导致肠内容物通过障碍,常因系膜过长或肠道肿瘤所致,以回盲部或升结肠多见。婴幼儿表现为突然发生的阵发性剧烈腹痛、哭闹、果酱样血便。成人肠套叠常继发于肿瘤、炎症、粘连及坏死性肠炎等,最常见是脂肪瘤。临床表现为不全性肠梗阻或完全性肠梗阻,症状不典型,并可以因反复肠套叠,反复出现腹部包块。

2.诊断要点

本病可以分3型:小肠-小肠型,小肠-结肠型和结肠-结肠型,以小肠-结肠型为最常见。

典型征象:出现3层肠壁,最外层为鞘部肠壁,第二层为套入之折叠层肠壁,第三层为中心套入部肠腔。鞘部及套入部均可有对比剂或气体,呈多层靶环状表现,即"同心圆征"或"肠内肠征"。原发病灶一般位于肠套叠的头端(图6-7)。CT重建可见肠系膜血管卷入征。

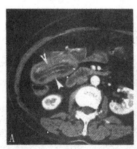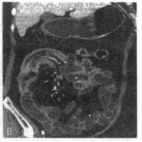

图6-7　肠套叠

A、B.CT检查显示肠套叠的横断位增强扫描和冠状位重建,因套叠部长轴与扫描层面平行,表现为肾形或香肠状,并可见肠系膜动脉嵌入,即"肠内肠征"及"血管卷入征"

3.鉴别诊断

CT重建有助于与肠道肿瘤鉴别。

4.特别提示

CT扫描及重建对肠套叠有非常重要的价值,对原发病的检出也有重要意义。少部分坏死性肠炎所致及慢性肠套叠CT征象不典型,需密切结合临床。

(四)粘连性肠梗阻

1.病理和临床概述

粘连性肠梗阻的诊断与治疗是临床上一个棘手问题,而能否及时正确诊断,对患者治疗效果甚至预后有重大影响。以往,肠梗阻的诊断一般依赖于传统X线检查,但螺旋CT的应用显著提高了粘连性肠梗阻的定性、定位诊断正确率。本病主要继发于腹部手术后,由于以不全性肠梗阻为主,大部分患者临床症状较轻,以反复腹痛为主。

2.诊断要点

(1)梗阻近段的肠管扩张和远端肠塌陷。

(2)在梗阻部位可见光滑移行带。

(3)增强扫描肠壁局部延迟强化,但肠壁未见增厚。

(4)局部见"鸟嘴征"、粘连束带及假肿瘤征(图6-8)。

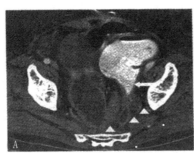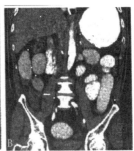

图6-8　粘连性肠梗阻

A.在梗阻部位可见移行带光滑,肠壁未见明显增厚,但局部后期强化更明显,近段肠管扩张,并可见局部粘连束带,后方见光整移行带及粘连束带,局部呈"鸟嘴征";B.在单纯回肠末段粘连性肠梗阻患者的MPR重建,可见回肠末段呈鸟嘴样改变,梗阻段肠管明显变细,其外可见束带影

3.鉴别诊断

与其他原因所致肠梗阻相鉴别,如肠道肿瘤、扭转等。

4.特别提示

一些有反复不全性肠梗阻症状患者,行螺旋CT扫描及各种方法重组,对肠梗阻定性、定位诊断具有重要临床价值。

(五)肠内疝

1.病理和临床概述

肠内疝、小肠内疝是罕见的肠梗阻原因之一，及时正确诊断并进行手术治疗对抢救患者生命具有重大意义。肠内疝分先天性、后天性小肠内疝两种。胚胎发育期，中肠的旋转与固定不正常将导致内疝。腹腔内会有一些腹膜隐窝或裂孔形成如十二指肠旁隐窝、回盲肠隐窝、回结肠隐窝、小网膜孔、肠系膜裂孔等。后天性小肠内疝常见胃空肠吻合术后，上提的空肠襻与后腹膜间可形成间隙，另外还有末端回肠与横结肠吻合后形成系膜阀隙等。一个正常的腹腔内并无压力差，肠管的各种运动(主要是蠕动)和肠内容物之重力作用及人体位突然改变，而致使肠管脱入隐窝、裂孔或间隙，由于肠管的蠕动，进入孔洞的肠曲增多，无法自行退回则会发生嵌闭、扭转、绞窄，甚至坏死。部分内疝由于肠管的运动，可自行退回复位，这就是间断出现发作性或慢性腹痛的原因。小肠内疝临床表现不典型，一直以来，正确的术前诊断是难点和重点。

2.诊断要点

(1)左侧十二指肠旁疝：①胃、胰腺之间囊性或囊袋状肿块，重建观察与其余腹内肠管相连，为移位、聚集的小肠。②肠系膜血管异常征，包括肠系膜血管聚集、牵拉、扭转与充盈，肠系膜血管干左移或右移，超过一个主动脉宽度，并可见粗大的肠系膜血管进入病灶内。③肠系膜脂肪延伸进入病灶内；可见十二指肠第四段受压移位(图6-9)。

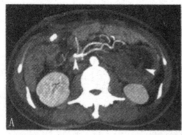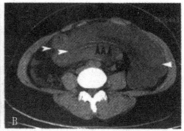

图6-9 肠内疝

A.左侧十二指肠旁疝STS-MIP重建示，肠系膜上动脉主干移位，超过1个主动脉宽度，并可见肠系膜脂肪与病变内脂肪相连续;B先天性肠系膜裂孔所致的空、回肠内疝，部分肠襻经裂孔向左侧疝入(右向箭头)，肠系膜血管受牵拉(多个星号)，所累肠管因水肿呈"靶环征"及少量腹水(左向箭头)

(2)经肠系膜疝的主要征象：①肠管或肠襻聚集、移位及拥挤、拉伸及"鸟嘴征"，肠襻经肠系膜裂孔疝入后，继续蠕动进入更多肠襻，可以显示聚集拥挤的肠襻;②其附属肠系膜血管异常征,包括肠系膜血管聚集、牵拉、扭转与充盈等,上述征象在重建时可以观察到;③肠系膜脂肪延伸进入病灶内,可见附属于疝入肠襻的肠系膜脂肪受牵连进入;④其他肠段移位,原来位置的腹腔空虚及疝入小肠襻对该位置的肠管推移;⑤可见疝口;⑥并发肠扭转时,可以显示为肠管及附属肠系膜血管的"漩涡征"。

(3)其他继发性征象:①肠梗阻,位于疝口附近的近段肠管有梗阻扩张积液征象;②靶环征,为疝入肠管缺血水肿所致;③腹水,早期可较少,位于疝入侧的结肠隐窝内,后期可以明显增加,提示绞窄性梗阻甚至有坏死并弥漫性腹膜炎趋势。

3.鉴别诊断

粘连性肠梗阻、肠扭转、左侧十二指肠旁疝和腔外型胃间质瘤进行鉴别。

4.特别提示

螺旋CT扫描及MPR对小肠内疝的诊断具有重要价值,在检查急腹症或肠梗阻患者时,发现肠管或肠襻聚集、移位及拥挤、拉伸及"鸟嘴征",附属肠系膜血管有充盈、拥挤等异常征象,其他肠段移位等征象时,并且临床上有腹部手术史,或有慢性间歇性腹痛史,应该考虑到此病的可能。

(六)胆石性肠梗阻

1.病理和临床概述

胆石性肠梗阻最早由 Bouveret 报道,以胃的幽门部梗阻为特征,主要是指由于胆结石(多数为较大的胆囊结石)通过胆肠瘘移行在胃的远侧部分或十二指肠近侧部分,所造成的胃肠输出段的梗阻。本型肠梗阻是临床上极为少见的肠梗阻类型,已经发现许多较小的胆结石通过胆囊与十二指肠之间瘘管后,可以滑入小肠而引起小肠梗阻。患者有胆囊结石及慢性胆囊炎病史,临床症状和体征缺乏特异性,主要包括恶心、呕吐和上腹部疼痛等非特异性征象。

2.诊断要点

确诊胆石性肠梗阻的直接征象:①肠腔内胆结石;②胆囊与消化道之间瘘管。

有第一直接征象及以下两种以上间接征象可以确诊为胆石性肠梗阻:①肠梗阻;②胆囊塌陷及胆囊与十二指肠之间边界不清;③胆囊和胆管积气(图 6-10)。

3.鉴别诊断

与粪石性肠梗阻、肿瘤性肠梗阻、粘连性肠梗阻鉴别。

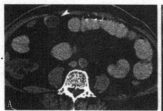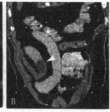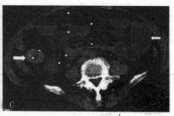

图 6-10　胆石性肠梗阻

A、B.阴性结石所致的肠梗阻,可见空回肠交界处低密度灶,局部肠壁有强化;C.为阳性结石所致的肠梗阻,可见回肠近段同心圆样结石密度灶(大箭头),近段肠管扩张(小箭头)

4.特别提示

胆石性肠梗阻是临床上极为少见的肠梗阻类型,由于胆石性肠梗阻发病患者年龄较大,并发症较多,手术的风险性也随之增加,据文献总结,其病死率可高达 33%。螺旋 CT 检查诊断胆石性肠梗阻上具有高度的敏感性和特异性。

(七)粪石性肠梗阻

1.病理和临床概述

某些食物中含有的鞣酸成分遇胃酸后形成胶状物质,胶状物质与蛋白质结合成为不溶于水的鞣酸蛋白,再有未消化的果皮、果核及植物纤维等相互凝集而成粪石。粪石嵌入小肠引起粪石性肠梗阻。临床症状和体征同胆石性肠梗阻。

2.诊断要点

(1)大部分粪石 CT 上呈类圆形、相对低密度,有筛状结构及"气泡征",与大肠内容物相似,但小肠内容物一般无此形态,增强无强化。

(2)肠梗阻的一般 CT 征象见图 6-11。

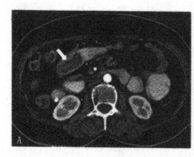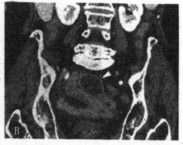

图 6-11　粪石性肠梗阻

A.空肠内粪石呈卵圆形低密度灶(箭头),内部有气泡征;B.为回肠粪石冠状位重建,可见粪石呈低密度影(箭头),内有气泡及筛孔结构,其远段肠管塌陷

3.鉴别诊断

与胆石性肠梗阻、肿瘤性肠梗阻、粘连性肠梗阻、肠套叠鉴别。

4.特别提示

螺旋CT扫描在粪石性肠梗阻的定位、定性诊断上具有高度的敏感性和特异性，为临床正确诊断与治疗提供重要依据。

二、肠道炎症

(一)克罗恩病

1.病理和临床概述

小肠克罗恩病是一原因不明的疾病，多见于年轻人。表现为肉芽肿性病变，合并纤维化和溃疡。好发于末段回肠，同时常侵犯回肠和空肠。临床常表现为腹痛、慢性腹泻。

2.诊断要点

受累肠管的肠壁及肠系膜增厚，肠管狭窄，邻近淋巴结肿大和有炎性软组织肿块，邻近腹腔内脓肿或瘘管形成(图 6-12)。

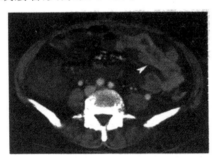

图 6-12　小肠克罗恩病

CT 检查显示左侧小肠肠壁增厚、强化，相应肠管狭窄，远段肠管正常(箭头)

3.鉴别诊断

(1)肠结核：其他部位有结核病灶者有助于诊断，鉴别困难可行抗结核药物实验性治疗。

(2)肠淋巴瘤：有腹腔淋巴结肿大，临床表现更明显。

(3)慢性溃疡性空回肠炎：肠管狭窄和扩张，临床腹痛腹泻明显。

4.特别提示

小肠插管气钡双重造影是诊断克罗恩病的首选方法。CT 扫描的作用在于显示病变侵入腹腔的情况，可明确腹部包块的性质和腹腔内病变范围。

（二）肠结核

1.病理和临床概述

肠结核好发于回盲部，也可见于空回肠和十二指肠，多见于青壮年人。本病以肠壁和相邻淋巴结的纤维化和炎症为特征。临床常表现为腹痛、腹泻和便秘交替、低热等。

2.诊断要点

病变肠管狭窄，肠壁增厚，邻近淋巴结肿大。若伴有结核性腹膜炎，则可显示腹水和腹膜增厚。

3.特别提示

小肠钡剂造影是诊断肠结核的主要方法。

三、肠道肿瘤

（一）小肠腺癌

1.病理和临床概述

小肠腺癌肿瘤起源于肠黏膜上皮细胞，好发于十二指肠降段和空肠。本病多见于老年男性，病理上分肿块型和浸润狭窄型。肿瘤向腔内生长或沿肠壁浸润，产生梗阻症状。

2.诊断要点

要点：肠壁局限性增厚或肿块形成，近段肠腔梗阻扩张，增强扫描病变不均质强化，可伴肠系膜淋巴结肿大。部分腺癌呈局部肠壁水肿增厚改变，但增强扫描有不均匀强化（图 6-13）。

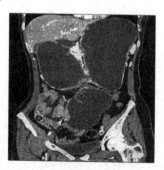

图 6-13　空肠腺癌

CT 冠状位重建可见局部肠管狭窄（箭头）、肠壁明显增厚，增强
扫描有不均匀强化，近段肠管明显扩张

3.鉴别诊断

(1)十二指肠布氏腺增生:增强扫描为均匀一致,同肠壁表现相仿。

(2)小肠淋巴瘤:病灶常呈多发改变。

4.特别提示

小肠造影是诊断小肠肿瘤的常用方法。CT扫描有助于显示肿块大小、形态、范围及同周围器官的关系、转移情况,必要时可行CT引导下穿刺活检。

(二)小肠淋巴瘤

1.病理和临床概述

小肠淋巴瘤可原发于小肠,也可为全身淋巴瘤一部分。淋巴瘤起源于肠壁黏膜下层淋巴组织,向内浸润黏膜,使黏膜皱襞变平、僵硬,向外侵入浆膜层、系膜及淋巴结。临床常有高位肠梗阻症状。

2.诊断要点

肠壁增厚,肠腔狭窄,局部形成肿块,病变向肠腔内、外生长,增强扫描病变轻中度强化。肠系膜及后腹膜常受累(图6-14)。

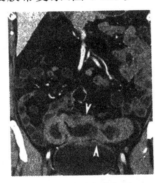

图 6-14　回肠淋巴瘤

CT增强扫描后冠状位重建可见下腹部回肠肠壁明显增厚,范围较广,
肠腔未见明显狭窄,增强扫描呈中度均匀强化

3.鉴别诊断

本病同小肠腺癌、小肠克罗恩病等鉴别。

4.特别提示

小肠造影是诊断小肠肿瘤的常用方法。CT有助于显示肿块大小、形态、范围及同周围器官的关系、转移情况,必要时可行CT引导下穿刺活检。

(三)结肠癌

1.病理和临床概述

结肠癌为常见消化道肿瘤,好发于直肠及乙状结肠。病理多为腺癌,分增生型、浸润型、溃疡型。患者常有便血及肠梗阻症状。

2.诊断要点

结肠或直肠壁不规则增厚,累及部分或全周肠壁,肠腔内见分叶或菜花状肿块,晚期肠腔狭窄并侵犯浆膜,肠外脂肪层密度增高,周围淋巴结肿大。增强扫描病灶强化较明显(图 6-15)。

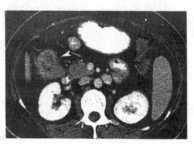

图 6-15　结肠肝曲癌

CT 检查示结肠肝曲肠壁不规则增厚,局部见菜
花状肿块突入肠腔,相应肠腔狭窄

3.鉴别诊断

(1)肠结核:病灶多同时累及盲肠、升结肠和回盲部,表现为管腔狭窄变形,三维重建有助于诊断。

(2)溃疡性结肠炎:常先累及直肠和左半结肠,病变呈连续状态,无明显肿块。

4.特别提示

在日常工作中,部分肠梗阻患者因梗阻存在,临床不能行内镜检查,常不能明确梗阻原因,行 CT 检查,能较明确诊断结肠癌。

第三节　肝脏疾病

一、肝囊肿

(一)病理和临床概述

肝囊肿是比较常见的良性疾病,根据发病原因不同,可将其分为非寄生虫性和寄生虫性肝囊肿。非寄生虫性又分为先天性和后天性(如创伤、炎症性和肿瘤性,又称为假性囊肿)。以先天性肝囊肿最常见,为起源于肝内迷走的胆管或因肝内胆管和淋巴管在胚胎期发育障碍所致。本病可单发或多发,肝内两个以上囊肿者称为多发性肝囊肿。有些患者两肝散在大小不等的囊肿,又称为多囊肝,通常并存有肾、胰腺、脾、卵巢及肺等部位囊肿。临床一般无表现,巨大囊肿可压迫肝和邻近脏器产生相应症状(图 6-16)。

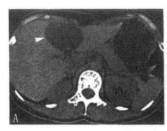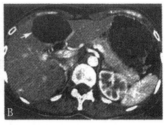

图 6-16　肝囊肿

A.CT 平扫可见左侧肝叶呈低密度囊性改变,呈张力较高;B.CT 增强扫描可见左侧肝叶囊性病变未见强化

(二)诊断要点

CT 上表现为单个或多个、圆形或椭圆形、密度均匀、边缘光滑的低密度区。合并出血或感染时密度可以增高。增强后囊肿不强化。

(三)鉴别诊断

与囊性转移瘤、肝包虫囊肿相比,肝囊肿无强化,密度均匀可鉴别。

(四)特别提示

肝囊肿的诊断和随访应首选 B 超检查,其敏感度和特异性高。对于疑难患者,可选用 CT 检查或 MRI 检查。其中 MRI 检查对小囊肿的准确率最高,CT 检查因部分容积效应有时不易区分囊性或实质性。

二、肝内胆管结石

(一)病理和临床概述

我国肝内胆管结石发病率约 16.1%,几乎全是胆红素钙石,由胆红素、胆固醇、脂肪酸与钙盐组成。肝内胆管结石可为双侧肝内胆管结石,也可限于左肝或右肝,左肝内胆管。肝内胆管结石的形成与细菌感染、胆汁滞留有关。肝内胆管结石与肝内胆管狭窄、扩张并存较多见,因此有胆汁的滞留。狭窄于两侧肝管均可见到,以左侧多见,也可见于肝门左、右肝管汇合部。主要临床表现:①患者疼痛不明显,发热、寒战明显,周期发作;②放射至下胸部、右肩胛下方;③黄疸;

④多发肝内胆管结石者易发生胆管炎,急性发作后恢复较慢;⑤肝大、肝区叩击痛;⑥多发肝内胆管结石者,多伴有低蛋白血症及明显贫血;⑦肝内胆管结石广泛存在者,后期出现肝硬化、门静脉高压。

(二)诊断要点

(1)单纯肝内胆管结石或伴肝外胆管结石、胆囊结石,按结石成分 CT 表现可分 5 种类型。高密度结石、略高密度结石、等密度结石、低密度结石、环状结石。胆石的 CT 表现与其成分有关,所以,CT 可以提示结石的类型。肝内胆管结石主要 CT 表现为管状、不规则高密度影,典型者在胆管内形成铸型结石,密度与胆汁相比以等密度到高密度不等,以高密度为多见。结石位于远端较小分支时,肝内胆管扩张不明显;结石位于肝内较大胆管者,远端小分支扩张。

(2)肝内胆管结石可以伴感染,主要有胆管炎、胆管周围脓肿形成等。CT 表现为胆管壁增厚,有强化;对胆管周围脓肿,CT 可以表现为胆管周围可见片状低密度影或呈环形强化及延迟强化等表现。

(3)肝内胆管结石伴胆管狭窄,CT 可以显示结石情况及逐渐变细的胆管形态。

(4)肝内胆管结石伴胆管细胞癌,CT 增强扫描可以在显示肝内胆管结石外及扩张胆管的同时,对肿块的位置、大小、形态及其对周围肝实质侵犯情况精确分析,动态增强扫描有特异性的表现。依表现分两型,即肝门型和周围型。肝门型主要表现:占位近侧胆管扩张,70%以上可显示肿块,呈中度强化。局限于腔内的小结节时,可以显示胆管壁增厚和强化,腔内软组织影和显示中断的胆管。动态增强扫描其强化方式呈延迟强化,具有较高的特异性。周围型病灶一般较大,在平扫和增强扫描中,都表现为低密度,多数患者有轻度到中度强化,以延迟强化为主,常伴有病灶内和/或周围区域胆管扩张。

(三)鉴别诊断

肝内胆管结石容易明确诊断,主要需要将肝内胆管结石伴间质性肝炎与胆管细胞癌相鉴别。

(四)特别提示

肝内胆管结石的影像学检查一般首选 B 超、CT 和 MRI,由于单纯的胆管结石较少,伴有胆管炎、胆管狭窄的居多,所以,磁共振胰胆管造影因其可以完整显示胆管系统又成为一项重要的检查项目;但单纯磁共振胰胆管造影对伴有胆管细胞癌或不伴胆管扩张的胆管结石显示效果不佳,CT 和 MRI 及增强扫描的价值重大(图 6-17)。

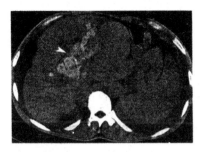

图 6-17　肝内胆管结石

CT 显示左肝内胆管内多发结节状高密度灶，

肝内胆管扩张，肝脾周围少量积液

三、肝脏挫裂伤

(一)病理和临床概述

肝脏由于体积大，肝实质脆性大，包膜薄等特点，在腹部受到外力撞击容易产生闭合伤，多由高处坠入、交通意外引起。临床表现为肝区疼痛，严重者出现失血性休克。

(二)诊断要点

1. 肝包膜下血肿

包膜下有镰状或新月状等低密度区，周围肝组织弧形受压。

2. 肝实质血肿

肝内有圆形、类圆形或星芒低密度灶。

3. 肝撕裂

肝撕裂表现为多条线状低密度影，边缘模糊(图 6-18)。

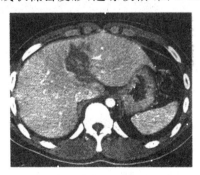

图 6-18　肝挫裂伤

CT 显示肝左叶内片状低密度灶，边缘模糊，增强扫描内部轻度不均质强化

（三）特别提示

CT 检查能准确判断肝外伤的部位、范围,肝实质损伤和大血管的关系,腹腔积血的量,为外科决定手术或保守治疗提供重要依据。

四、肝脏炎性病变肝脓肿

（一）病理和临床概述

肝脓肿是肝内常见炎性病变,分细菌性、阿米巴性、真菌性、结核性等,以细菌性、阿米巴性肝脓肿多见。肝脓肿病理改变可分为 3 层结构,中心为组织液化坏死,中间为含胶原纤维的肉芽组织构成,外周为移行区域,为伴有细胞浸润及新生血管的肉芽组织。临床表现为肝大、肝区疼痛、发热及白细胞计数升高等急性感染表现。

（二）诊断要点

平扫肝实质圆形或类圆形低密度病灶,中央为脓腔,密度均匀或不均匀,CT值高于水低于肝,有时可见积气或液平面。脓腔壁为较高密度环状阴影,急性期可见壁外水肿带,边缘模糊。增强扫描脓肿壁明显环状强化,中央坏死区无强化,典型称"双环"征,代表强化脓肿壁及水肿带。

"双环"征和脓肿内积气为肝脓肿特征性表现(图 6-19)。

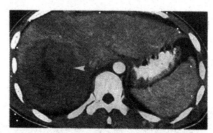

图 6-19　肝脓肿

CT 检查显示肝右叶类圆形混杂密度团块,增强扫描脓肿壁见环状强

化,外缘见晕征,中心区域低密度脓腔未见强化

（三）鉴别诊断

与肝癌、肝转移瘤相比,典型病史及"双环"征有助于诊断肝脓肿。

（四）特别提示

临床起病急,进展快有助于肝脓肿诊断,不典型患者需随访观察。

五、肝硬化

(一)病理和临床概述

肝硬化是以肝脏广泛纤维结缔组织增生为特征的慢性肝病,正常肝小叶结构被取代,肝细胞坏死、纤维化,肝组织代偿增生形成再生结节,晚期肝脏体积缩小。引起肝硬化主要原因有乙肝、丙肝、酗酒、胆道疾病、寄生虫等。患者早期无明显症状,后期可出现腹胀、消化不良、消瘦、贫血及颈静脉曲张、肝大、脾大、腹水等症状。

(二)诊断要点

(1)肝叶比例失调,肝左叶尾叶常增大,右叶萎缩,肝裂增宽,肝表面凹凸不平,表面呈结节状,晚期肝硬化体积普遍萎缩。

(2)肝脏密度不均匀,肝硬化再生结节为相对高密度,动态增强扫描见强化。

(3)脾大(>5个肋单位),脾静脉、门静脉扩张及侧支循环建立,出现胃短静脉、胃冠静脉及食管静脉曲张,部分患者见脾、肾分流。

(4)腹水,表现为腹腔间隙水样密度灶。少量腹水常积聚于肝、脾周围,大量腹水时肠管受压聚拢,肠壁浸泡水肿(图6-20)。

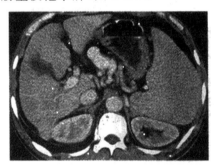

图 6-20　肝硬化

CT检查显示肝脏体积缩小,肝叶比例失调,脾大,门静脉扩张伴侧支血管形成

(三)鉴别诊断

增强扫描示肝内结节明显强化及门脉癌栓,甲胎蛋白显著升高等征象均有助于肝癌诊断。

(四)特别提示

CT可直观显示肝脏形态和轮廓改变,观察肝密度改变,可初步判断肝硬化程度。同时可全方位显示肝内血管,为经颈静脉肝内门腔内支架分流术

(TIPSS)手术的操作进行导向。

六、脂肪肝

(一)病理和临床概述

脂肪肝为肝内脂类代谢异常,诱发甘油三酯和脂肪酸在肝内聚积、浸润和变性,分局灶性脂肪浸润及弥漫性脂肪浸润两种。常见原因有肥胖、糖尿病、肝硬化、激素治疗及化疗后等。临床表现为肝大、高脂血症等症状。

(二)诊断要点

(1)局灶性脂肪浸润,表现为肝叶或肝段局部密度减低,密度低于脾脏,无占位效应,其内见血管纹理分布。

(2)弥漫性脂肪浸润,表现为全肝密度降低,肝内血管异常清晰(图 6-21)。

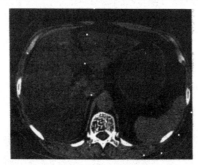

图 6-21 脂肪肝

CT 检查显示肝脏平扫密度均匀性减低,低于脾脏密度,肝内血管纹理异常清晰

(3)常把肝/脾 CT 比值作为脂肪肝治疗后的观察指标。

(三)鉴别诊断

与肝癌、血管瘤、肝转移瘤相比,局限性脂肪肝或弥漫性脂肪肝中残存肝岛有时呈圆形或类圆形,易误诊为肿瘤或其他病变。增强扫描表现、无占位效应、无门静脉阻塞移位征象,可作为鉴别诊断依据。

(四)特别提示

对于肝岛、局灶性脂肪浸润及脂肪肝基础上伴有病变的检查,MRI 具有优势。

七、肝细胞腺瘤

(一)病因、病理及临床表现

肝细胞腺瘤与口服避孕药或合成激素有关,肿瘤由分化良好、形似正常的肝细胞组织构成,无胆管,表面光滑,有完整假包膜。本病主要见于年轻女性,多无症状,停用避孕药肿块可以缩小或消失。

(二)诊断要点

平扫为圆形低密度块影,边缘锐利。少数为等密度,增强扫描动脉期较明显强化。有时肿瘤周围可见脂肪密度包围环,为该肿瘤特征。

(三)鉴别诊断

(1)肝癌:与肝细胞癌相比腺瘤强化较均匀,无结节中结节征象。

(2)肝脏局灶性结节性增生:中央瘢痕为其特征。

(3)血管瘤:可多发。

(四)特别提示

肝腺瘤在 CT 上与其他实质性肿瘤表现相似,不易进行定性诊断。若患者有长期口服避孕药史,可供诊断参考。

八、肝脏局灶性结节性增生

(一)病因、病理及临床表现

肝脏局灶性结节性增生病变常为单发,易发生于肝包膜下,边界多清晰,但无包膜,其病理表现为实质部分由肝细胞、库普弗细胞、血管和胆管等组成,肝小叶的正常排列结构消失;肿块内部有放射性纤维瘢痕,瘢痕组织内包含一条或数条供血滋养动脉为其病理特征。本病多见于年轻女性,通常无临床症状。

(二)诊断要点

平扫表现为等或略低密度,中央瘢痕为更低密度;动态增强扫描肝脏局灶性结节性增生表现基本恒定,表现为动脉期明显均匀强化(中央瘢痕除外),程度强于肝细胞肝癌及海绵状血管瘤,门脉期强化程度降低,略高于正常肝组织,中央瘢痕一般延时强化(图 6-22)。

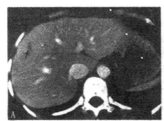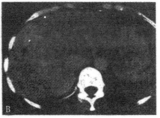

图 6-22　肝脏局灶性结节性增生

CT 检查显示增强扫描肝右前叶类圆形团块强化,中央星芒瘢痕延迟期强化

(三)鉴别诊断

本病主要与肝细胞肝癌鉴别,肝脏局灶性结节性增生无特殊临床症状,中央瘢痕为其特征。

(四)特别提示

CT可动态反映病灶血供特点,定性能力强。对于不典型者,以放射性核素扫描和MRI检查意义大。

九、血管平滑肌脂肪瘤

(一)病因、病理及临床表现

血管平滑肌脂肪瘤是一种较为少见的肝脏良性间叶性肿瘤,由血管、平滑肌和脂肪3种成分以不同比例组成。随着病理诊断水平的不断提高,近年来对其报道逐渐增多,但由于该瘤的形态学变异多样化,因此大多数病例易误诊为癌、肉瘤或其他间叶性肿瘤。

(二)诊断要点

血管平滑肌脂肪瘤病理成分的多样化导致临床准确诊断血管平滑肌脂肪瘤存在一定困难。根据3种组织成分的不同比例将肝血管平滑肌脂肪瘤分4种类型。

(1)混合型,各种成分比例基本接近(脂肪含量10%～70%)。混合型血管平滑肌脂肪瘤是血管平滑肌脂肪瘤中常见的一种类型,CT平扫为含有脂肪的混杂密度,各种成分的比例相近,增强扫描动脉期软组织成分有明显强化,多数能持续到门静脉期,病灶中心或边缘可见高密度血管影(图6-23A～B)。

(2)平滑肌型,脂肪含量<10%,根据其形态分为上皮样型、梭形细胞型等。动脉期及门静脉期强化都略高于周围肝组织,但术前准确诊断困难(图6-23C～E)。

(3)脂肪型(脂肪含量≥70%),脂肪型血管平滑肌脂肪瘤影像学表现相对有特征性,脂肪影是其特征性CT表现之一。其他成分的比值相对较少。因此在CT扫描时发现有低密度脂肪占位则高度怀疑血管平滑肌脂肪瘤(图6-23F)。

(4)血管型,血管型血管平滑肌脂肪瘤诊断依靠动态增强扫描。发现大多数此类的血管平滑肌脂肪瘤在注射对比剂后40秒,病灶达到增强峰值,延迟期(>4分钟)病灶仍然强化,强化方式酷似血管瘤,造成鉴别诊断困难,主要靠病灶内含有脂肪及中心高密度点状血管影加以区分。

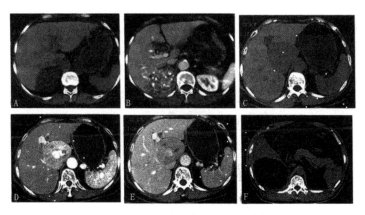

图 6-23　肝脏血管平滑肌脂肪瘤

A～B.混合型：可见脂肪低密度及软组织影、增强的血管影；C～E.上皮样型：实质内未见明显脂肪密度，
中央可见粗大畸形的血管影，增强扫描为"快进快出"模式；F.脂肪型，大部分为脂肪密度

(三)鉴别诊断

脂肪型血管平滑肌脂肪瘤首先要与肝脏含脂肪组织的肿瘤鉴别：①脂肪瘤及脂肪肉瘤，CT值多在－60 Hu以下，而且无异常血管及强化组织，脂肪肉瘤形态不规则，边缘不光滑；②肝局灶性脂肪浸润，常呈扇形或楔形，无占位表现，其内有正常血管穿过；③肝癌病灶内脂肪变性，分布弥散，界限不清，伴有液化坏死和血管侵犯，有肝硬化和甲胎蛋白水平升高；④髓源性脂肪瘤，由于缺乏血供，血管造影呈乏血供或少血供。

平滑肌型血管平滑肌脂肪瘤需要与肝癌、血管瘤、腺瘤等相鉴别：①肝细胞癌，增强扫描"早进早出"，动脉期多为明显强化，呈高密度，但门静脉期及平衡期强化不明显，密度相对低于周围正常肝组织。肝血管平滑肌脂肪瘤的软组织成分在门静脉期仍呈稍高密度，尤其对于脂肪成分少的血管平滑肌脂肪瘤容易误诊为肝癌。②肝脏转移瘤或腺瘤，鉴别诊断主要依赖于病史，瘤内出血、坏死有助于鉴别肝腺瘤。③血管型平滑肌脂肪瘤的强化方式和血管瘤的强化方式相似，在平衡期仍然为较高密度。肝血管瘤由扩张的血管及血窦组成，血窦内衬内皮细胞，有厚薄不一的纤维隔，其血供特点为"快进慢出"，在增强扫描时强化密度与肝动脉相近，动脉期、门静脉期均多为明显强化，而平衡期多为稍高密度。较大的肝血管瘤内可有纤维化，呈低密度，与肝血管平滑肌脂肪瘤内含脂肪的低密度明显不同，因而鉴别诊断主要依靠血管平滑肌脂肪瘤内有脂肪成分及中心血管影。

(四)特别提示

动态增强多期扫描可充分反映血管平滑肌脂肪瘤的强化特征,有助于提高血管平滑肌脂肪瘤诊断的准确性,但是对不典型病灶必须结合临床病史和其他影像检查方法,CT引导下抽吸活检对诊断血管平滑肌脂肪瘤很有帮助。少脂肪的血管平滑肌脂肪瘤可以行MRI同相位、反相位扫描。

十、肝脏恶性肿瘤

(一)肝癌

1.病因、病理及临床表现

肝癌是成人最常见的恶性肿瘤之一,肝癌患者大多具有肝硬化背景。有三种组织学类型:肝细胞型、胆管细胞型、混合细胞型。肿瘤主要由肝动脉供血,易发生出血、坏死、胆汁郁积。肿块>5 cm为巨块型;<5 cm为结节型;细小癌灶广泛分布为弥漫型。纤维板层样肝细胞癌为一种特殊类型肝癌,以膨胀性生长并较厚包膜及瘤内钙化为特征,多好发青年人,无乙型肝炎、肝硬化背景。

2.诊断要点

(1)肝细胞型肝癌,表现为或大或小、数目不定低密度灶。CT值低于正常肝组织20 Hu左右。有包膜者边缘清晰;边缘模糊不清,表明浸润性生长特征,常侵犯门静脉及肝静脉。有些肿瘤分化良好平扫呈等密度。增强扫描表现多种多样,通常动脉期癌灶明显不均匀强化,门静脉期及延迟期快速消退,即所谓“快进快出”强化模式(图 6-24)。

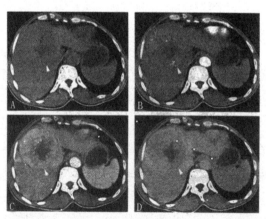

图 6-24　肝癌的平扫、动脉期、静脉期及延迟扫描

A～D.CT 显示动脉期扫描肝脏右叶病灶明显强化,见条状供血血管影。静脉期及延迟期扫描病灶强化程度降低,见假包膜强化

（2）胆管细胞型肝癌，平扫为低密度肿块，增强动脉期无明显强化，门静脉期及延迟期边缘强化，并向中央扩展。发生在较大胆管者，可见肿瘤近端胆管呈节段性扩张（图6-25）。

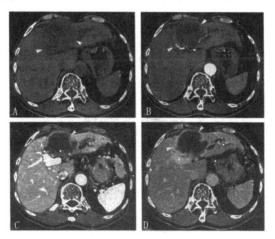

图6-25 左肝外叶胆管细胞癌

A.左肝外叶萎缩，平扫可见肝内低密度肿块；

B～D.左肝肿块逐渐强化，边缘不规则

3.鉴别诊断

同肝血管瘤、肝硬化再生结节、肝转移瘤等区别，患者有乙型肝炎病史，甲胎蛋白水平升高，合并并肝内胆管结石及门脉癌栓等均有助于肝癌诊断。

4.特别提示

一般肝癌通过典型CT表现、慢性肝病史、甲胎蛋白水平升高可确诊。部分不典型者可通过影像引导下穿刺活检明确诊断。

（二）肝转移瘤

1.病因、病理及临床表现

由于肝脏为双重供血，其他脏器恶性肿瘤容易转移至肝脏，尤以门静脉为多，故消化系统肿瘤转移占首位，其次为肺、乳腺等肿瘤。肝转移性肿瘤多为结节或圆形团块状，中心易发生坏死、出血和囊变，钙化较常见。

2.诊断要点

患者可发现90%以上肿瘤，表现为单发或多发圆形低密度灶，大部分病灶边缘较清晰，密度均匀，CT值15～45 Hu，若中心坏死，囊变密度则更低。若有出血、钙化则局部为高密度。增强扫描瘤灶边缘变清晰，呈花环状强化，称"环靶征"，部分病灶中央延时强化，称"牛眼征"（图6-26）。

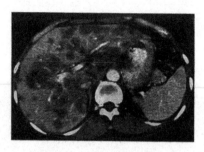

图 6-26　乳腺癌肝转移

CT 检查显示肝内见广泛低密度结节及团块状转

移瘤,境界较清,增强扫描边缘环状强化

3.鉴别诊断

同肝癌、肝血管瘤、肝硬化再生结节、局灶性脂肪浸润等鉴别,结合原发病
灶,一般诊断不难。

4.特别提示

结合原发病灶,一般诊断不难。多血供肿瘤有平滑肌肉瘤、肾癌、甲状腺癌、
胰岛细胞瘤;少血供肿瘤有胃癌、胰腺癌及恶性淋巴瘤;黏液腺癌易产生钙化;结
肠癌、平滑肌肉瘤易发生出血、坏死;直肠癌可为单发巨大肿块;卵巢癌常见肝包
膜种植转移。

十一、肝脏血管性病变

(一)肝海绵状血管瘤

1.病因、病理及临床表现

海绵状血管瘤起源于中胚叶,为中心静脉和门静脉发育异常所致。由大小
不等血窦组成,血窦内充满血液,与正常肝组织间有薄的纤维包膜。瘤体小至数
毫米,大至数十厘米,直径>4 cm 称巨大血管瘤。小血管瘤无症状,巨大血管瘤
引起压迫症状,血管瘤破裂致肝内或腹腔出血。

2.诊断要点

平扫为圆形或类圆形低密度灶,边缘清晰,密度均匀。动态增强扫描动脉期
病灶周边结节或环状强化,门静脉期逐渐向中心充填,延迟期(5~10 分钟)病灶
大部分或全部强化。整个强化过程称"早出晚归",为血管瘤特征性征象。巨大
血管瘤可见分隔或钙化。大血管瘤内部多有纤维、血栓及分隔而不强化
(图 6-27)。

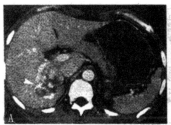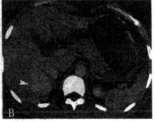

图 6-27　肝海绵状血管

A、B两图为 CT 检查显示增强扫描示右肝病灶边缘结
节环状强化,平衡期病灶被充填呈高密度改变

3.鉴别诊断

肝细胞癌的"快进快出"强化模式与血管瘤容易鉴别,转移瘤一般有原发病史,且呈环状强化。

4.特别提示

CT 是诊断血管瘤的主要手段,但若未做延迟扫描或时间掌握不好,可能会误诊;特别是伴有脂肪肝的患者,CT 诊断较困难,可选用 MRI 检查,MRI 诊断血管瘤有特征表现。

(二)巴德-基亚甲综合征

1.病因、病理及临床表现

巴德-基亚甲综合征是指肝静脉流出道阻塞和由此引起的相应表现,阻塞可以发生于肝与右心房之间的肝静脉或下腔静脉内。巴德-基亚甲综合征是一全球性疾病,其发病率、病因、病变类型及临床表现具有一定地域性。在亚洲,巴德-基亚甲综合征多由下腔静脉膜性闭塞所致,多无明确病因。临床主要表现为下腔静脉梗阻和门静脉高压症状,发病年龄以 20～40 岁为多见,男性略高于女性,如诊断不及时可以导致肝实质纤维化、肝硬化甚至肝衰竭而死亡。巴德-基亚甲综合征依据其病变类型和阻塞部位临床分为肝静脉阻塞型、下腔静脉阻塞型及肝静脉下腔静脉均阻塞型。

2.诊断要点

CT 表现有以下特征:①肝静脉和/或下腔静脉明显狭窄或闭塞。CT 可以直接显示肝静脉和下腔静脉的情况。②肝实质内呈网格状改变或局部低密度影,增强扫描时呈渐进式强化,为肝淤血所致局部区域有相对减弱的动脉血流,窦后压力增高,门静脉血流减慢所致。显示门静脉高压征象包括腹水、胆囊水肿及侧支循环形成等。③肝内侧支血管,在 CT 增强上表现多发"逗点状"异常强化灶,为扭曲襻状血管,尤其在延迟期扫描可以显示肝内迂曲高密度影。④肝硬化改变,伴或不伴轻度脾大。⑤肝脏再生结节,病理检查中,60%~80%的巴德-基亚甲综合征患者肝内可见到>5 mm的多发的再生结节,也称腺瘤性增生结节或结节样再生性增生。通常为散在多发,圆形或类圆形,边界清楚,大小不等,通常直径为0.2~4.0 cm,少数可为7~10 cm。部分位于周边的结节可引起肝轮廓改变(图6-28)。

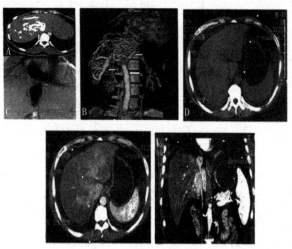

图6-28 巴德-基亚甲综合征

A、B.CT增强延迟扫描和螺旋CT容积漫游技术(VRT)重建,可见肝中、右静脉造影剂滞留,下腔静脉内造影剂滞留明显;C.数字减影血管造影下腔静脉造影可见膜状物;D~F.另一例患者,男,45岁,平扫肝脏密度不均匀,有腹水;增强扫描可见肝实质明显不均匀强化;冠状位重建可见下腔静脉肝内段明显受压

3.鉴别诊断

(1)多发性肝转移瘤,其强化多为边缘强化,多个转移结节呈明显均一强化者少见,与巴德-基亚甲综合征再生结节不同,结合其他影像学表现及临床资料不难鉴别。

(2)与可能合并的肝细胞癌进行鉴别,肝细胞癌有其特征性的"快进快出"强化模式,血浆甲胎蛋白浓度的升高可提示肝细胞癌的发生。

(3)肝脏局灶性结节性增生,在延迟扫描可以有进一步强化,但鉴别意义不大,因为两者都是属于肝细胞及血管等间质过度增殖形成的良性结节。

4.特别提示

MRI和CT能很好地显示肝脏实质信号或密度的改变,增强以后能清楚地显示血管结构及血供变化情况。另外,MRI可以多方位做肝血管成像,最大限度显示血管结构而不用静脉注射造影剂。特别对于因血管病变严重或肝静脉开口闭塞即使行血管造影也难以显示的血管结构,能够清楚地显示。相位敏感技术及MRI血管造影有助于评价门静脉通畅度和血流方向。超声检查是诊断巴德-基亚甲综合征的首选检查方法可为临床病变的定位、分型提供可靠的诊断,但超声检查的局限性在于不能全面评价凝血块或肿瘤累及下腔静脉或肝静脉的情况。静脉造影是诊断的金标准,目前采用介入方法治疗巴德-基亚甲综合征已十分普遍。

(三)肝小静脉闭塞病

1.病因、病理及临床表现

肝小静脉闭塞是指肝小叶中央静脉和小叶下静脉损伤导致管腔狭窄或闭塞而产生的肝内窦后性门静脉高压症。本病的致病原因据目前所知有两大类,一是食用含吡咯双烷生物碱植物或被其污染的谷类;二是癌肿化疗药物和免疫抑制药的应用。另有文献认为,肝区放疗3~4周,对肝照射区照射剂量超过35 Gy时也可发生本病。

急性期肝小叶中央区肝细胞由于静脉回流不畅致出血坏死,无炎细胞浸润;亚急性期肝小叶、肝小静脉支内皮增生、纤维化致管腔狭窄,出现血液回流障碍。周围有广泛的纤维组织增生;慢性期呈同心源性肝硬化的表现。

急性期起病急骤,患者表现上腹剧痛、腹胀、腹水,黄疸、下肢水肿少见,有肝功能异常。亚急性期的特点是持久性的肝大,反复出现腹水。慢性期表现以门脉高压为主。

2.诊断要点

(1)CT平扫:肝大,密度降低,严重者呈"地图状"、斑片状低密度,呈中到大量腹水。

(2)增强动脉期:肝动脉呈代偿改变,血管增粗、扭曲,肝脏可有轻度的不均匀强化。

(3)门静脉期:特征性的"地图状"、斑片状强化和低灌注区;肝静脉显示不清,下腔静脉肝段明显变扁,远端不扩张亦无侧支循环,下腔静脉、门静脉周围呈"晕征"或"轨道征",胃肠道多无淤血表现(图6-29)。

(4)延迟期:肝内仍可有斑片、"地图状"的低密度区存在。

3.鉴别诊断

巴德-基亚甲综合征:约有60%的患者伴有躯干水肿、侧腹部及腰部静脉曲的表现,而肝小静脉闭塞无这种表现;CT平扫及增强可发现巴德-基亚甲综合征的梗阻部位,肝内和肝外侧支血管形成等血流动力学改变等。

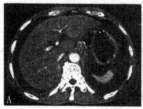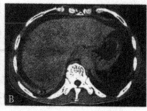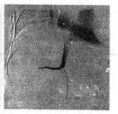

图 6-29　肝小静脉闭塞病

A、B、C.患者服用药物 20 天后出现腹水,肝功能损害。CT 示肝淤血改变,肝静脉未显示,

门静脉显示正常,侧支循环较少。造影见下腔静脉通畅,副肝静脉显示良好

4.特别提示

对临床有明确病史、符合肝脏 CT 3 期增强表现特征者,可以提示肝小静脉闭塞的诊断,并根据平扫和增强前后的肝实质密度改变程度和肝内血管的显示清晰程度,提供临床对肝脏损害程度的判断。明确诊断应行肝静脉造影和肝穿刺活检。临床无特异性治疗。

(四)肝血管畸形

1.病理和临床概述

肝血管畸形分为先天性和特发性两类,前者为遗传性出血性毛细血管扩张症的肝血管异常表现的一部分,较为多见;后者为单纯肝血管畸形,而无其他部位或脏器的血管畸形。文献报道,遗传性出血性毛细血管扩张症有 4 个特征:家族性,鼻咽部出血,脏器出血及内脏动、静脉畸形。一般认为如果上述症状出现三项即可诊断遗传性出血性毛细血管扩张症。本病主要的临床表现为肝硬化,继而出现肝性脑病、食管静脉曲张及充血性心力衰竭等。遗传性出血性毛细血管扩张症的病变主要累及毛细血管、小静脉及小中动脉,表现为毛细血管扩张,动、静脉畸形及动、静脉瘘。这种改变可累及皮肤、黏膜、肺、胃肠道、肝脏和中枢神经系统,肝脏受累概率为 8%～31%,可形成肝硬化改变。特发性肝动脉畸形仅指肝动脉异常,而无其他脏器和部位相应血管畸形,但同遗传性出血性毛细血管扩张症比较两者的肝动脉畸形改变是类似的。

2.诊断要点

CT 和增强造影显示患者有典型的肝内动、静脉瘘,轻度门静脉、肝静脉瘘,肝血管畸形有许多伴发改变,如增粗肝动脉压迫局部胆管,可使胆管扩张,血流动力学改变致肝大、尾叶萎缩等(图 6-30)。

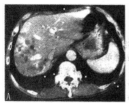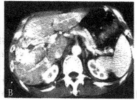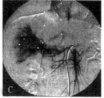

图 6-30　特发性肝血管畸形

A、B、C.CT检查显示动脉期肝内异常强化灶,门静脉提前出

现。造影见肝动脉杂乱,肝静脉、门静脉提前出现

增强扫描动脉期肝实质灌注不均匀,可见斑片状强化区并其间夹杂散在点状强化,腹腔动脉干及肝内动脉明显增宽、扭曲改变,同时伴肝脏增大,动脉期全肝静脉清晰显影,门静脉期肝实质密度强化基本均匀,门静脉一般无明显异常改变。

3.鉴别诊断

肿瘤所致动、静脉瘘,可见肝脏有肿块,有临床病史,一般可以鉴别。

4.特别提示

双期螺旋CT、CT血管造影、磁共振血管成像能特别有助于显示血管畸形的血流特征及空间关系,同时可以发现肝脏动、静脉畸形的其他伴发表现,这些很难被其他影像技术很好地显示,可以充分认识病灶的影像学特征,为诊治提供可靠的影像学信息。动态增强磁共振血管成像也可以直观显示肝动脉畸形改变,是超声检查和传统CT不可比拟的。肝动脉造影是诊断肝血管畸形的金标准。

第四节　胆　囊　疾　病

一、胆囊结石伴单纯性胆囊炎

(一)病理和临床概述

急性胆囊炎病理改变是胆囊壁充血水肿及炎性渗出,严重者胆囊壁坏死或穿孔形成胆瘘,常合并结石。临床常有慢性胆囊炎或胆囊结石病史,症状为右上腹疼痛,放射至右肩,为持续性疼痛并阵发性绞痛,伴畏寒、呕吐。

(二)诊断要点

平扫示胆囊增大,直径>15 mm,胆囊壁弥漫性增厚超过 3 mm,常见胆囊结石;增强扫描增厚胆囊壁明显均匀强化。胆囊窝可有积液,若胆囊壁坏死穿孔,可见液平面(图 6-31)。

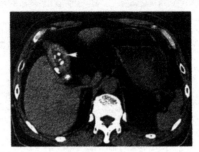

图 6-31　胆囊结石伴单纯性胆囊炎

CT 检查示胆囊壁明显增厚,胆囊内见多发小结节状高密度结石

(三)鉴别诊断

本病与胆囊癌相鉴别,胆囊癌常表现为胆囊壁不规则增厚,伴相邻肝脏浸润。

(四)特别提示

CT 显示胆囊窝积液、胆囊穿孔及气肿性胆囊炎方面有较高价值。

二、黄色肉芽肿性胆囊炎

(一)病理和临床概述

黄色肉芽肿性胆囊炎是一种以胆囊慢性炎症为基础,伴有胆汁肉芽肿形成,重度增生性纤维化及泡沫状组织细胞形成的炎性疾病。本病常见于女性,患者常有慢性胆囊炎或结石病史,临床表现与普通胆囊炎相似。

(二)诊断要点

(1)不同程度胆囊壁增厚,弥漫性或局限性,胆囊增大。

(2)胆囊壁可见大小不一、数目不等的圆形或椭圆形低密度灶,病灶可融合,高分辨率 CT 无明显强化,胆囊壁轻中度强化。

(3)可显示黏膜线。

(4)胆囊周围有侵犯征象,出现胆囊结石或钙化(图 6-32)。

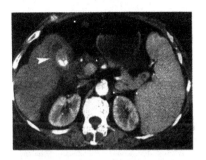

图 6-32 黄色肉芽肿性胆囊炎

CT 检查示胆囊壁弥漫性不均性增厚,中央层可见低密度,呈"夹心饼干"征。胆囊壁
轻中度强化,胆囊腔内见高密度结石,胆囊窝模糊不清

(三)鉴别诊断

与胆囊癌、急性水肿或坏死性胆囊炎鉴别困难。

(四)特别提示

CT 常易误诊为胆囊癌伴周围侵犯,诊断需由切除的胆囊做病理检查后才能
最终确诊。

三、胆囊癌

(一)病理和临床概述

胆囊癌病因不明,可能与胆囊结石及慢性胆囊炎长期刺激有关。本病多见
于中老年,以女性多见,早期无明显症状,进展期表现为右上腹持续性疼痛、黄
疸、消瘦、肝大及腹部包块。约80%合并胆囊结石,70%~90%为腺癌,80%呈浸
润性生长。晚期肿瘤侵犯肝脏、十二指肠、结肠等周围器官,可通过肝动脉、门静
脉及胆管远处转移。

(二)诊断要点

胆囊癌分胆囊壁增厚型、腔内型、肿块型和弥漫浸润型。表现为胆囊壁不规
则性增厚或腔内肿块,增强扫描明显强化,合并胆管受压扩张、邻近肝组织受侵
表现为低密度区(图 6-33)。

(三)鉴别诊断

有时与慢性胆囊炎或胆囊腺肌增生症鉴别困难。

(四)特别提示

CT 虽然在诊断胆囊癌上很有价值,但有一定的局限性,如早期胆囊癌,CT

易漏诊;而晚期胆囊癌,CT 不易区分肿瘤来源;胆囊癌胆管内播散不易发现等。

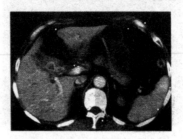

图 6-33　胆囊癌侵犯局部肝脏

CT 增强扫描可见胆囊正常结构消失,胆囊壁不规则增
厚伴延迟不均匀强化,局部肝脏可见受累

第五节　胰腺疾病

一、胰腺炎

胰腺炎分为急性、慢性胰腺炎。

(一)急性胰腺炎

1.病理和临床概述

急性胰腺炎为常见急腹症之一,多见于成年人,暴饮暴食及胆道疾病为常见
诱因,分水肿型及出血坏死型两种。水肿型表现为胰腺大、间质充血水肿及炎症
细胞浸润;出血坏死型表现为胰腺腺泡坏死、血管坏死性出血、脂肪坏死。胰腺
炎伴胰周渗液及后期假性囊肿形成。临床起病急骤,有持续性上腹部疼痛,放射
胸背部,伴发热、呕吐,甚至低血压休克,血和尿淀粉酶水平升高。

2.诊断要点

(1)水肿型:轻型 CT 表现正常,多数表现为胰腺不同程度增大,密度正常或
稍低,轮廓清或欠清,可有胰周渗液,增强后胰腺均匀性强化。

(2)出血坏死型:胰腺体积弥漫性增大、密度不均匀,常见高低混杂密度区,
增强扫描见低密度坏死区,胰周脂肪层模糊消失,胰周见低密度渗液,肾前筋脉
增厚。常并发胰腺蜂窝织炎及胰腺脓肿(图 6-34)。

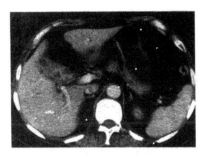

图 6-34 急性胰腺炎

CT 检查显示胰腺弥漫性肿胀、密度减低,胰周见
低密度渗液,左侧肾前筋膜增厚

3.鉴别诊断

同胰腺癌、胰腺囊腺瘤鉴别,典型临床病史及实验室检查有助于诊断胰腺炎。

4.特别提示

部分患者早期 CT 表现正常,复查时才出现胰腺增大、胰周渗液等征象。CT 对出血坏死性胰腺炎诊断有重要作用。因此临床怀疑急性胰腺炎时应及时行 CT 检查及复查。

(二)慢性胰腺炎

1.病因、病理及临床表现

慢性胰腺炎在我国以胆道疾病的长期存在为主要原因。病理特征是胰间质纤维组织增生或胰腺腺泡广泛进行性纤维化和胰腺实质破坏及有不同程度炎症性改变。临床视其功能受损不同而有不同表现,常有反复上腹痛及消化障碍。

2.诊断要点

(1)胰腺轮廓改变,外形可表现为正常、弥漫性增大或萎缩,或局限性增大,弥漫性增大常见于慢性胰腺炎急性发作者。

(2)主胰管扩张,直径>3 mm,常伴导管内结石或导管狭窄。

(3)胰腺密度改变,钙化是慢性胰腺炎特征,胰腺实质坏死区表现为不均质边界不清低密度区,增强扫描早期可见强化。

(4)假囊肿形成。

(5)肾前筋膜增厚(图 6-35)。

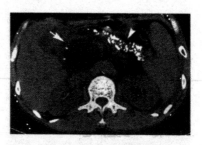

图 6-35　慢性胰腺炎

CT 检查显示胰腺萎缩,广泛钙化,胰管局部

扩张,胰头后方区域见假性囊肿形成

3.鉴别诊断

慢性胰腺炎常表现为胰管不规则扩张、胰周血管受压,而胰腺癌常表现为胰管中断、胰周血管侵犯。

4.特别提示

CT 诊断慢性胰腺炎时,最关键就是要排除胰腺癌或是否合并胰腺癌。行磁共振胰胆管造影检查观察病变区胰管是否贯穿或中断,有助于提高诊断正确性。

二、胰腺良性肿瘤或低度恶性肿瘤

(一)胰岛细胞瘤

1.病因、病理及临床表现

胰岛细胞瘤起源于胰腺内分泌细胞,根据有无激素分泌活性,分功能性和非功能性两大类。90%功能性胰岛细胞瘤直径不超过 2 cm,85%为良性;非功能性胰岛细胞瘤瘤体总是很大。不同肿瘤其临床表现不一样,无功能胰岛细胞瘤小者无症状,大者以腹部肿块为主诉;功能性胰岛细胞瘤因分泌不同激素而症状不同,如胰岛素瘤表现为持续性低血糖,胃泌素瘤表现为胰源性溃疡等。

2.诊断要点

动态增强扫描因肿瘤血管丰富而增强显示。非功能性胰岛细胞瘤瘤体很大,平扫呈等或低密度,肿块呈椭圆形或分叶状,可出现囊变坏死,少数有钙化,邻近器官受压改变。增强扫描实质部明显强化,肿瘤不侵犯腹腔及肠系膜血管根部周围脂肪层(图 6-36)。

3.鉴别诊断

无功能胰岛细胞瘤需与胰腺癌鉴别,瘤体大、富血管、瘤体内钙化及无胰腺后方血管侵犯等征象有助于诊断胰岛细胞瘤。

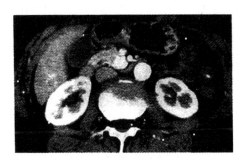

图 6-36　胰岛细胞瘤

CT检查显示胰腺钩突旁明显强化结节,边缘规则,与周围血管界清

4.特别提示

功能性胰岛细胞瘤由于肿瘤小,常规CT检出的敏感性不高。判断胰岛细胞瘤良、恶性影像学检查不可靠,需应用免疫化学检查和内分泌标识来分类。

(二)胰腺囊性肿瘤

1.病因、病理及临床表现

胰腺囊性肿瘤比较少见,病理上分为大囊及小囊型,好发于胰体、尾部,高龄女性多见,一般无明显临床症状,肿瘤较大时可触及腹部包块,胃肠道可有不适症状。

2.诊断要点

胰腺内壁较厚的囊性肿块,大囊型直径＞2 cm,小囊型直径＜2 cm,囊壁可见向腔内突出乳头状肿瘤,或表现为多个小囊状肿物,中心呈放射状间隔。增强扫描较明显强化(图 6-37)。

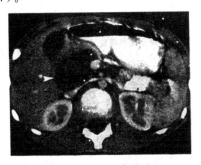

图 6-37　胰头囊腺瘤

CT检查显示胰头区囊性占位,前缘见受压推移正常胰腺组织,增强扫描病灶内部环状强化

三、胰腺癌

(一)病因、病理及临床表现

1.病因、病理

胰腺癌主要源于导管细胞,无明确诱发因素,慢性胰腺炎是个重要因素。

2.临床表现

本病多见于60~80岁,男性好发。按临床表现为胰头癌、胰体尾部癌及全胰腺癌。腹痛、消瘦和乏力为胰腺癌共同症状,黄疸是胰头癌突出表现。

3.鉴别诊断

囊性腺瘤与囊性腺癌很难鉴别,血管造影有利于鉴别。

4.特别提示

发现胰腺小囊性占位,特别发生在体尾部,不要轻易诊断胰腺囊肿或囊性瘤,一定要密切随访。

(二)诊断要点

(1)胰腺局限或弥漫性增大,肿块形成。

(2)胰腺内不均质低密度肿块,内部可有液化坏死区,增强扫描病灶轻度强化(图6-38)。

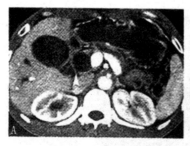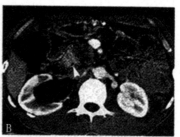

图6-38 胰头癌

A、B.CT显示胆道胰管扩张呈"双管征"。胰头区见低密度肿块,增强扫描轻度不均质强化,正常胰腺实质仍明显强化,右肾盂积水

(3)病变处胰管中断,远侧胰管扩张、周围腺体萎缩,胰头癌可出现"双管"征。

(4)胰周脂肪层模糊消失伴条索状影,血管(腹腔干、肠系膜上动静脉多见)被包埋。

(5)腹膜后淋巴结增大及远处转移,以肝脏多见。

（三）鉴别诊断

主要与囊腺瘤、胰岛细胞瘤及慢性胰腺炎鉴别，胰管中断征象是胰腺癌特征征象。囊腺瘤表现为大小不等囊腔，胰岛细胞瘤为富血供肿瘤，强化明显，慢性胰腺炎一般有典型病史。

（四）特别提示

CT是诊断胰腺癌的金标准，胰周侵犯及胰周血管包绕是胰腺癌不可切除的可靠征象。

第六节　脾　脏　疾　病

一、脾脏梗死及外伤

（一）脾脏梗死

1.病因、病理及临床表现

脾脏梗死指脾内动脉分支阻塞，造成脾组织缺血坏死所致。风湿性心脏病二尖瓣病变和肝硬化是引起脾梗死常见原因。临床多无症状，有时可有上腹痛、发热、左侧胸腔积液等。

2.诊断要点

平扫表现为脾内三角形或楔形低密度区，多发于脾前缘近脾门方向。增强扫描周围脾组织明显强化，而梗死灶无强化，境界变清（图6-39）。

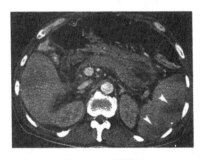

图 6-39　脾梗死

CT检查显示脾内多发楔形低密度灶，尖端指向脾门，增强扫描未见强化

3.鉴别诊断

脾梗死容易诊断,慢性期有时需与脾肿瘤鉴别,高分辨率CT有助于鉴别。

4.特别提示

脾梗死一般不需要处理,CT扫描的目的在于观察梗死的程度,MRI价值与CT相仿。

(二)脾挫裂伤

1.病因、病理及临床表现

脾挫裂伤绝大部分是闭合性的直接撞击所致。脾是腹部外伤中最常累及的脏器。病理包括脾包膜下血肿、脾脏挫裂伤、脾撕裂、脾脏部分血管阻断和脾梗死。临床表现为腹痛、血腹、失血性休克等。

2.诊断要点

(1)脾包膜下血肿:包膜下新月形低密度灶,相应脾脏实质呈锯齿状。

(2)脾实质内出血:脾内多发混杂密度,呈线状。有圆形或卵圆形改变,增强扫描示斑点状不均质强化。

(3)其他:腹腔积血(图6-40)。

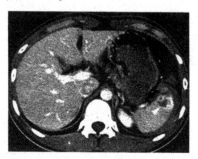

图6-40 脾挫裂伤

CT检查显示脾包膜下新月形血肿,脾实质内
不规则低密度灶,增强扫描不均质强化

3.鉴别诊断

脾挫裂伤与脾分叶、先天切迹及扫描伪影有时难以鉴别,应行增强扫描观察。

4.特别提示

急性脾损伤患者平扫有时可表现正常,应行增强扫描观察。CT检查对脾挫裂伤诊断非常准确,累及脾门时应考虑手术。

二、脾脏血管瘤

(一)病因、病理及临床表现

脾脏血管瘤是脾脏最常见的良性肿瘤,多发生于30~60岁女性。成人为海绵状血管瘤,小儿多为毛细血管瘤。较大血管瘤可有上发痛、左上腹肿块、压迫感及恶心、呕吐等症状。约25%患者出现急腹症而就诊。

(二)诊断要点

平扫为比较均匀低密度影,多为单发,边缘清晰,形态规则,合并出血时密度增高或不均匀,瘤体较大可伴有钙化。增强扫描瘤体边缘见斑点状强化,逐渐向中心部充填,延迟期整个瘤体增强(图6-41)。

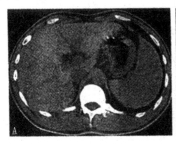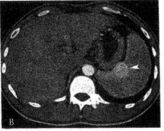

图6-41　CT平扫及增强扫描

A、B.CT检查显示可见脾门处结节状稍低密度
灶,增强扫描明显强化,边缘光整

(三)鉴别诊断

脾脏错构瘤密度不均匀,发现脂肪密度为其特征。

(四)特别提示

因脾脏血管瘤网状内皮增厚及中心血栓、囊变等原因,少部分脾状血管瘤强化充填缓慢。MRI显示脾血管瘤的敏感性高于CT。

三、脾脏淋巴瘤

(一)病因、病理及临床表现

脾脏淋巴瘤分原发性恶性淋巴瘤及全身恶性淋巴瘤脾浸润两种。病理上分为弥漫性脾肿大、粟粒状肿物及孤立性肿块。临床表现有脾大及其相关症状。

(二)诊断要点

(1)原发性恶性淋巴瘤表现脾大,脾内稍低密度单发或多发占位病变,边缘欠清,增强扫描不规则强化,边缘变清。

(2)全身恶性淋巴瘤脾浸润表现脾大,有弥漫性脾内结节灶,脾部淋巴结肿大(图 6-42)。

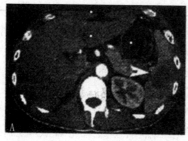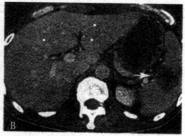

图 6-42 脾内多发类圆形低密度灶

A、B 两图 CT 显示边缘不规则强化,胰尾受累

(三)鉴别诊断

有时与转移瘤鉴别困难,需密切结合临床。

(四)特别提示

淋巴瘤的诊断要依靠病史,CT 上淋巴瘤病灶可互相融合成地图样,此点同转移瘤不同。MRI 平面梯度快速回波增强扫描对淋巴瘤的诊断很有帮助。

第七章

颅脑疾病MRI诊断

第一节　脑血管疾病

一、高血压性脑出血

(一)临床表现及病理特征

脑出血的常见原因之一就是高血压脑动脉硬化,大部分出血部位在幕上,小脑及脑干发生出血情况比较少见。患者多数有明确的病史,发病一般呈突发性,并且出血量较多,幕上出血常发生于基底核区,也可以出现在其他的部位。脑室内出血通常与尾状核或基底神经节血肿破入脑室有关,影像学检查结果显示脑室内血肿信号或者密度,同时可见液平面。脑干出血以脑桥病变居多,动脉破裂引起,如果出血过多,造成较大的压力,可以破入第四脑室。

(二)MRI影像表现

高血压动脉硬化所引起的脑内血肿的影像表现受血肿发生时间长短的影响。对于发生在早期的脑出血,CT结果比MRI影像结果更具有参考价值。CT在急性期脑出血情况下,通常表现为高密度。有时小部分因为颅底骨性伪影导致少量幕下出血难以给出确切诊断,但是大部分脑出血均可以清楚地显示。通常情况下,出血后6～8周,因为出血发生溶解,在CT表现为脑脊液密度。血肿的MRI影像信号不仅多变,而且受其他多种因素的影响,这些因素除了血红蛋白状态外,还包括氧合作用、磁场强度、脉冲序列、凝血块的时间、红细胞状态等。

MRI检查具有观察出血的溶解过程的优点。要想更好地理解出血信号在MRI影像变化,必须要了解出血时的生理学改变。比如,急性出血因为含有氧合血红蛋白及脱氧血红蛋白,所以在 T_1WI 呈等至轻度低信号,在 T_2WI 呈灰至黑色(低信号);亚急性期出血(大部分指 3 天至 3 周)因为正铁血红蛋白的产生,在 T_1WI 及 T_2WI 呈现高信号表现。伴随着正铁血红蛋白遭遇巨噬细胞吞噬,转化成为含铁血黄素的过程,在 T_2WI 可以看到血肿周围形成一低信号环。以上内容便是出血过程在 MRI 影像中的特征,此特征在高场强磁共振仪显像时更加明显。

二、超急性期脑梗死及急性脑梗死

(一)临床表现及病理特征

脑梗死具有高发病率、高死亡率及高致残率的特点,是临床中一类常见的疾病,它严重地威胁人类的健康生活。随着关于脑梗死专题的病理生理学研究进程发展,尤其是在"半暗带"概念提出及超微导管溶栓治疗技术出现后,临床医师应当及时确诊,即发病超急性期便应当确诊,且对缺血脑组织血流灌注状态进行正确评估,如此结合实际情况来确定最佳效果的治疗方案。

临床上有效地诊断缺血性脑梗死的方法是进行 MRI 影像检查。超急性期脑梗死指的是发生在 6 小时之内的脑梗死情况。一般情况下,梗死在发生 4 小时之后,患者的病变区可能有较长时间的缺氧缺血,细胞膜离子泵出现衰竭,导致细胞毒性脑水肿。基本上 6 小时之后,血-脑屏障便会被破坏,引发血管源性脑水肿,此时,脑细胞慢慢坏死,一至两周后,脑水肿情况变轻,坏死脑细胞液化,梗死区则产生了大量吞噬细胞清除坏死的组织。病变区的胶质细胞开始增生,肉芽组织逐渐形成。经过 8～10 周,会形成囊性的软化灶。小部分缺血性脑梗死患者在病发的 1～2 天因血液再灌注而出现梗死区出血情况,继而转变成出血性脑梗死。

(二)MRI 影像表现

一般在诊断脑梗死的早期就应用常规 MRI 影像的方法。脑梗死一般需要在患者发病 6 小时以后才会显示出病灶,而常规 MRI 影像的特异性比较低,无法明确半暗带的大小,也不能确定病变的具体范围,对于急性脑梗死与短暂性缺血发作无法高效地区分,因此 MRI 影像不能提供足够的价值。但目前的 MRI 影像成像技术已经进一步发展,功能性的检查能够带来丰富充足的诊断信息,从而导致缺血性脑梗死的诊断发生了突破性的进展。

脑梗死超急性期,T_2WI 上的脑血管将有异常的信号:原血管流空效应消失,增强扫描 T_1WI 出现动脉增强影像。该现象是因患者的脑血流的速度减慢,在发病 3～6 小时之后此征象便可出现,血管内强化的现象通常是发生在梗死区域或者周边位置,其中皮质部位梗死更加常见;深部白质部位梗死还会发生,一般基底核、脑桥、内囊、丘脑的腔隙性梗死不会有血管强化现象,大范围脑干梗死时可能会见血管内强化。

因为脑脊液与脑皮质的部分容积效应,还有流动伪影的干扰,使用常规 T_2WI 并不能发现大脑皮质灰白质交界处的病灶及脑室旁的深部脑白质病灶,并且不容易对脑梗死的分期进行鉴别。液体衰减反转恢复序列对脑脊液信号有抑制作用,且能扩大 T_2 权重成分,减少背景信号干扰,如此可使得病灶与正常组织的差异性明显增加,更加容易发现病灶的所在位置。可以鉴别陈旧性及新鲜性梗死灶是液体衰减反转恢复序列的另一特点。新鲜性梗死灶与陈旧性梗死灶于 T_2WI 中都是高信号。液体衰减反转恢复序列之中,陈旧性梗死灶易出现液化,其含自由水,使得 T_1 值同脑脊液类似,因而软化灶是低信号,或是低信号的周边环状高信号;且新病灶含结合水,导致 T_1 数值比脑脊液短,呈高信号。但是即使如此液体衰减反转恢复序列仍然不能够对脑梗死做出精确的分期,并且液体衰减反转恢复对低于 6 小时的超急性期病灶检出概率较低,而使用弥散加权成像技术则可以有效检出,因此在脑梗死中迅速应用开来。

弥散加权成像对缺血变化十分敏感,尤其是超急性期,脑组织在出现急性缺血后,患者会出现缺氧症状,出现 Na^+-K^+-ATP 酶泵功能变弱,导致水、钠滞留,引发细胞毒性水肿,且水分子弥散运动也会慢慢降低,表观弥散系数数值降低,而后出现血管源性水肿,细胞溶解,产生软化灶。而在亚急性期表观弥散系数值大部分发生降低。弥散加权成像图与表观弥散系数图的信号表现相反,在弥散加权成像弥散快(表观弥散系数值高)的组织通常呈现为低信号,而弥散加权成像弥散慢(表观弥散系数值低)的组织呈现为高信号。人在发病 2 小时之后便可以使用弥散加权成像检查,此时可发现直径大小为 4 mm 的腔隙性病灶。急性期患者 T_2WI、T_1WI 都能正常显示,使用液体衰减反转恢复可部分显示出病灶情况,弥散加权成像技术能看到神经体征对应区域的高信号,患者发病 6 小时之后,通过 T_2WI 能看到存在病灶,但病变范围显著小于弥散加权成像检查。信号强度也比弥散加权成像检查要低,发病 1～3 天,使用弥散加权成像技术与 T_1WI、液体衰减反转恢复、T_2W,其病变范围的显示结果都一致。3 天后,患者进入慢性期阶段。随诊可以发现 T_2WI 仍然是高信号,弥散加权成像信号降低,对于不同的病理进程,信号表现各有差异。弥散加权成像信号随着患者病发时间延长而继续降低,表现是低信号,表观弥散系数值显著升高。由此可见,使用弥散加权成像能够定性分析急性的脑梗死,还能定量分析,可区分陈旧脑梗死与新脑梗死,并对疗效与预后进行评价。

弥散加权成像、T_1WI、液体衰减反转恢复、T_2WI 的敏感性分析:液体衰减反转恢复序列在急性脑梗死的诊疗上优于 T_1WI、T_2WI,能更早显示出病变,可用液体衰减反转恢复成像代替常规 T_2WI;而弥散加权成像对病变的显示则十分敏感,对比正常组织与病变组织具有良好的效果。其出现的异常信号范围会高于常规 T_2WI 及液体衰减反转恢复序列,由此能够判定,弥散加权成像的敏感程度最高,考虑到弥散加权成像空间分辨率偏弱,磁敏感性伪影会对实际的颅底部病变产生影响,诸如小脑、额中底部、颞极。在这一方面,液体衰减反转恢复能显示得更清晰。总而言之,液体衰减反转恢复技术比弥散加权成像在急性脑梗死病变评价诊疗上有重要的价值,通过合理的使用能够尽早并准确地判断出早期脑梗死,区分陈旧脑梗死与新脑梗死,对溶栓灌注治疗有重要意义。

灌注加权成像显示脑梗死病灶比其他技术更早,且可定量分析脑血流量。在大部分案例当中,弥散加权成像同灌注加权成像的表现有一定差异。灌注加权成像显示患者在超急性期,其脑组织血流灌注的异常区比弥散加权成像显示出的异常信号区要大。而弥散加权成像显示异常信号区主要在病灶中心。在急性期,围绕异常弥散中心的周边弥散组织为缺血半暗带,其在灌注下减少,因病程发展而日益加重。若不能及时加以治疗,弥散加权成像显示的异常信号区将日益增大,慢慢同灌注加权成像所展示的血流灌注异常区域相同,最终成为梗死灶。使用灌注加权成像和弥散加权成像两项技术,有可能区分可恢复性缺血脑组织与真正的脑梗死。

磁共振波谱(MRS)可区分水质子信号与其他化合物或原子中质子产生的信号,使脑梗死的分析研究至细胞代谢水平,如此能够有效帮助脑梗死病理变化及生理变化的理解。在早期诊断及疗效和预后的判断上都有益处。急性脑梗死 ^{31}P-MRS 以磷酸肌酸(PCr)与 ATP 数值降低为主,无机磷酸盐(Pi)升高,而 pH 慢慢降低。在病发后几周内便可通过 ^{31}P-MRS 显示的异常信号变化来判断梗死病变区域的代谢情况。脑梗死发生 24 小时内,^{1}H-MRS 显示病变区乳酸持续性升高,这与葡萄糖无氧酵解有关。有时可见 N-乙酰天冬氨酸水平降低,或因髓鞘破坏出现胆固醇水平升高。

三、静脉窦闭塞

(一)临床表现及病理特征

脑静脉窦血栓为特殊的脑血管病,其可以划分成感染性与非感染性两种。

感染性多是因头面部感染、败血症、脑脓肿、化脓性脑膜炎引起,多是继发性,而非感染性脑静脉窦血栓则主要是因消耗性疾病、部分血液病、严重脱水、口服避孕药、妊娠、外伤等引起。脑静脉窦血栓的临床表现主要是颅内高压、视力下降、呕吐、偏瘫、头痛、视盘水肿等。

脑静脉窦血栓的发病机制与动脉血栓的产生不同,病理变化也不一样。脑脊液吸收障碍及脑静脉回流障碍引发脑静脉窦血栓,静脉窦阻塞,殃及大量侧支静脉,或是血栓延伸到脑皮质静脉的情况下便会导致脑静脉回流障碍,或是出现脑脊液循环障碍、颅内压增高,引发脑水肿、坏死、出血。在疾病晚期,颅内高压越发严重,且静脉血流淤滞到严重程度的情况下,便会使得动脉血流速度降低,出现脑组织缺氧、缺血乃至梗死。脑静脉窦血栓的临床表现十分复杂,因病期差异、血栓范围差异、部位差异、病因差异都能影响其临床表现。

（二）MRI 影像表现

脑静脉窦血栓的检查需要使用 MRI 检查,其在诊断上具有良好的优势,通常情况下无须增强扫描。目前来说,脑静脉窦血栓最为经常发生在上矢状窦,产生时间长短不同,MRI 影像也不同,因此诊断难度大大增加。急性期静脉窦血栓往往具有显著高信号或者是中等信号。T_2WI 则显示出静脉窦内有非常低的信号,但静脉窦壁的信号却很高。随时间延长,T_1WI 与 T_2WI 都表现出高信号。有时是 T_1WI,血栓边缘则为高信号,中心位置为中等信号,该变化过程同脑内血肿变化相一致。T_2WI 表现的是静脉窦内流空信号,在病程不断发展之后便闭塞、萎缩。

（三）静脉窦闭塞

时间的缩短会让正常人脑静脉窦出现 T_1WI 信号升高的现象,这会同静脉窦血栓混淆。因磁共振流入增强效应,在 T_1WI 中,正常的脑静脉窦表现同静脉窦血栓的表现相同,都是从流空信号转变成明亮信号。此外,静脉窦信号强度还受血流速度影响,流速缓慢时,信号强度将增高。颈静脉球内涡流与乙状窦经常于图像中出现高信号。颞静脉有大逆流,能令一些小的横窦出现高信号。为此,这些患者表现十分容易混淆,需要注意区分,通过更改扫描层面、增加时间、使用磁共振静脉成像检查等手段深入鉴别。

磁共振静脉成像这一技术能够反映出脑静脉窦的血流情况及其形态。因此能为静脉窦栓的诊断提供帮助,静脉窦栓的表现主要是不规则狭窄,受累静脉窦闭塞,呈现充盈缺损。因静脉回流的障碍,将出现静脉血瘀滞、深部静脉扩张及脑表面静脉扩张,产生侧支循环。然而如果静脉窦发育不是十分完善,存在发育不良问题时,使用磁共振静脉成像诊断与 MRI 技术将出现干扰。使用对比剂来增强磁共振静脉成像效果,能够获得十分清楚的图像。分析大脑的静脉系统,其分成深静脉系统与浅静脉系统,深静脉系统包括基底静脉和大脑大静脉。使用对比剂增强效果时,深静脉的显示更加清楚。在大脑大静脉有血栓形成的情况下,可以发现苍白球、壳核、尾状核、双侧丘脑等局部引流区有水肿现象,且侧脑室增大。通常认定室间孔梗阻出现的原因不是静脉压升高而是水肿。

四、动脉瘤

(一)临床表现及病理特征

脑动脉瘤是脑动脉的局限性扩张,发病率较高。患者主要症状有出血、局灶性神经功能障碍、脑血管痉挛等。大部分的囊性动脉瘤不是因为单一因素引起,是先天因素与后天因素共同作用的结果,先天血管发育不完善加之后天脑血管病变作用产生。此外,动脉瘤因素还与感染、烟酒、滥用可卡因、高血压、部分遗传因素、使用避孕药、创伤等因素有关。

动脉瘤破裂危险因素包括瘤体大小、部位、形状、多发和患者性别、年龄等。瘤体大小是最主要因素,尤其是基底动脉末端动脉瘤,极易出血,患者吸烟、喝酒、患高血压因素都会引发其破裂。32%～52%的蛛网膜下腔出血为动脉瘤破裂引起。治疗时机不同,治疗方法、预后和康复差别很大。对于未破裂的动脉瘤,目前主张早期诊断及早期外科手术。

(二)MRI 影像表现

影像中,动脉瘤具有十分清楚的边界低信号,且同动脉相连。产生血栓之后,动脉瘤的信号强度差异能够帮助确定瘤腔大小、血栓范围及是否有并发出血现象。瘤腔大部分位于动脉瘤中央位置,一般是低信号(血液滞留则出现高信号)。血红蛋白代谢处于不同的阶段,那么血栓的信号也不一样。

动脉瘤破裂时常伴蛛网膜下腔出血。两侧大脑间裂蛛网膜下腔出血往往同前交通动脉瘤的破裂存在联系,第四脑室内出现的血块则往往是因小脑后下动脉的动脉瘤破裂,外侧裂蛛网膜下腔出血则是同大脑中动脉的动脉瘤破裂相关联,第三脑室内血块往往是由于前交通动脉瘤破裂,双侧侧脑室则受大脑中动脉动脉瘤破裂影响。

五、血管畸形

(一)临床表现及病理特征

血管畸形与胚胎发育异常有关,包括毛细血管扩张症、脑静脉畸形、海绵状血管瘤、静脉瘤等。动静脉畸形是最为常见的脑血管畸形,动脉同静脉之间无毛细血管而直接连接(动静脉短路)。出现畸形的血管团,其大小各不相等,多发于大脑中动脉系统之中。动静脉畸形是指动静脉直接连接,局部脑组织常处于低灌注状态易梗死或缺血,且畸形血管本身容易破裂而导致自发性出血。症状主要是进行性的神经功能障碍、血管性头痛、癫痫发作等。

(二)MRI 影像表现

脑动静脉畸形时,MRI影像显示脑内流空现象,即低信号环状或线状结构,代表血管内高速血流。在注射对比剂后,高速血流的血管通常不增强,而低速血流的血管往往明显增强。梯度回波图像有助于评价血管性病变。CT可见形态不规则、边缘不清楚的等或高密度点状、弧线状血管影,钙化。

中枢神经系统的海绵状血管瘤并不少见。典型 MRI 影像表现为在 T_1WI 及 T_2WI、病变区域为混杂信号或者出现高信号,有些患者则出现了网络状结构或是桑葚状结构;T_2WI 中,出现了低信号含铁血黄素。在梯度回波图像,因磁敏感效应的提升,有更显著的低信号,能更快检出小海绵状血管瘤。MRI影像的诊断敏感性、特异性及对病灶结构的显示均优于CT。部分海绵状血管瘤具有生长趋势,MRI影像随诊可了解其发展情况,脑出血也受毛细血管扩张症的影响。使用CT扫描或是使用常规血管造影的结果为阴性。使用MRI影像检查可发现小微出血,能够帮助诊断。因血流较缓慢,使用对比剂后可见病灶增强。

脑静脉畸形或静脉瘤较少引起脑出血,典型 MRI 影像表现为注射 Gd 对比剂后,病灶呈"水母头"样,经中央髓静脉引流。合并海绵状血管瘤时,可有出血表现。注射对比剂前,较大的静脉分支在 MRI 影像呈流空低信号。有时,质子密度像可见线样高或低信号。静脉畸形的血流速度缓慢,磁共振血管成像成像时如选择恰当的血流速度,常可显示病变。血管造影检查时,动脉期表现正常,静脉期可见扩张的髓静脉分支。

第二节 颅脑外伤

一、硬膜外血肿

(一)临床表现及病理特征

大约 30%的外伤性颅内血肿均属于硬膜外血肿,其血肿位于颅骨内板与硬脑膜之间。引起出血的原因:上矢状窦或横窦,骨折线经静脉窦致出血;而若是脑膜中动脉,则是其经棘孔至颅内后,沿颅骨内板脑膜中动脉沟走行,于翼点分成两支,均可破裂出血。

大多数发生急性硬膜外血肿的患者均有外伤史,所以临床可以快速诊断。一般慢性硬膜外血肿比较少见,占 3.5%~3.9%,并且其发病机制、临床表现及影像学征象均与急性血肿有所不同。慢性硬膜外血肿的临床上多表现为慢性颅内压增高,其症状轻微但是持续时间较长,可表现为头痛、呕吐及视盘水肿。大部分患者没有脑局灶定位体征。

(二)MRI 影像表现

临床上最快速、最简单、最准确的诊断硬膜外血肿的方法是进行头颅 CT 检查。其最佳征象表现为高密度双凸面脑外占位。在 MRI 影像可见血肿与脑组织之间的细黑线,即移位的硬脑膜。急性期硬膜外血肿在多数序列与脑皮质信号相同。

(三)鉴别诊断

本病需要与转移瘤、脑膜瘤及硬膜结核瘤进行鉴别诊断。转移瘤可能伴随发生邻近颅骨病变。脑膜瘤及硬膜结核瘤均可以看出明显的强化病灶。

二、硬膜下血肿

(一)临床表现及病理特征

临床中最常见的颅内血肿情况为硬膜下血肿,主要发生于硬脑膜及蛛网膜之间。这种情况大部分为直接颅脑外伤而引起,但间接外伤也可以导致。1/3~1/2 的情况表现为双侧性的血肿。如果外伤撕裂了横跨硬膜下的桥静脉,可以导致硬膜下出血。

　　临床上由于部位不同及进展快慢略有差异,所以临床表现会有很多样化。慢性型患者自发生外伤到有症状出现这之间有一静止期,大多数由皮质小血管或者矢状窦旁桥静脉损伤引起。如果血液流入到硬膜下间隙并且发生自行凝结,此时出血量少,患者便可无明显症状表现。大约3周之后血肿周围开始形成纤维囊壁,其血肿渐渐液化,其蛋白分解,囊内渗透压升高,脑脊液渗入到囊内,导致血肿体积逐渐增大,而压迫脑组织出现症状。

(二)MRI影像表现

　　依据血肿的形态、密度及一些间接征象可以进行CT诊断。大部分表现为颅骨内板下新月形均匀一致的高密度。有些为条带弧状或梭形混合性硬膜外、下血肿,CT无法分辨。MRI影像在显示较小硬膜下血肿和确定血肿范围方面更具有优势。矢状面与冠状面MRI影像能够帮助检测出颞叶下的中颅凹内血肿、头顶部血肿、大脑镰及靠近小脑幕的血肿。在MRI检查中,其影像是低信号,如此能便于血肿位置的确定,判定是在硬膜外还是硬膜下。在液体衰减反转恢复序列,硬膜下血肿表现为条弧状、月牙状高信号,与脑回、脑沟分界清楚。

三、外伤性蛛网膜下腔出血

(一)临床表现及病理特征

　　本病是由于颅脑损伤后脑表面血管破裂或脑挫裂伤出血进入蛛网膜下腔,并积聚于脑沟、脑裂和脑池而导致。因患者本身出血量存在差异,其出血的部位及患者的年龄都会对症状产生不同的影响作用,有些患者在症状较轻时基本没有症状,而有些患者则出现昏迷等严重症状。大部分的患者在外伤之后,会出现脑膜刺激征,其表现为剧烈头痛、呕吐、颈项强直等。少数患者早期可出现精神症状。腰椎穿刺脑脊液检查可确诊。

　　相关的病理过程:蛛网膜下腔流进血液,颅内体积因此增大,颅内压随之升高,脑脊液刺激脑膜,引发化学性脑膜炎;血性脑脊液直接刺激血管或血细胞产生多种血管收缩物质,引起脑血管痉挛,导致脑缺血、脑梗死。

(二)MRI影像表现

　　CT可见蛛网膜下腔高密度,多位于大脑外侧裂、前纵裂池、后纵裂池、鞍上池和环池。但CT阳性率随时间延长而慢慢减少,经调查发现,出现外伤24小时内超过95%,但1周之后便低于20%,到2周后基本为零。而MRI影像在亚急性和慢性期可以弥补CT的不足。在GRE T_2WI,蛛网膜下腔出血呈沿脑沟分布的低信号。本病急性期在常规 T_1WI、T_2WI 无特异征象,在液体衰减反转恢复序列则显示脑沟、脑裂、脑池内条弧线状高信号。

四、弥漫性轴索损伤

(一)临床表现及病理特征

脑弥漫性轴索损伤是一种严重的闭合性颅脑损伤病变,具有高致残率和死亡率,临床症状严重。可能出现脱髓鞘改变及轴索微胶质增生,可能伴有出血。神经轴索会断裂、折曲,而导致轴浆外溢,产生轴索回缩球,或产生微胶质细胞簇。存在不同程度的脑实质胶质细胞变形肿胀,出现血管周围的间隙扩大现象。毛细血管也会有损伤引发脑实质和蛛网膜下腔出血。

脑弥漫性轴索损伤患者常有明显的神经性损害,并出现意识丧失的现象,很多患者在受伤后便出现原发性的持久昏迷,有出现清醒期的,清醒时间较短。脑弥漫性轴索损伤患者意识丧失主要是因为广泛性大脑轴索损伤,这会中断皮质下中枢与皮质的联系,昏迷时间长短同轴索损伤程度及其数量相关,临床上将脑弥漫性轴索损伤划分成重度、中度与轻度3种。

(二)MRI 影像表现

CT 影像可观察到,脑组织存在弥漫性肿胀,灰质同白质间的边界并不清晰,交界处有一些斑点状的高密度出血灶,患者常伴有蛛网膜下腔出血。脑池脑室会因压力而变小,没有局部占位现象。MRI 影像特征如下:①弥漫性脑肿胀,两侧大脑半球的皮髓质交界位置有较模糊的长 T_1、长 T_2 信号,在液体衰减反转恢复序列出现斑点状不均匀的中高信号;观察可见脑组织饱满,脑沟、脑池因压力而出现闭塞或变窄,大多是脑叶受累。②脑实质出血灶,有单发性与多发性两种,直径基本低于 2.0 cm,不产生血肿,没有显著的占位效应;多是位于皮髓质交界部、脑干上端、小脑、基底核区、胼胝体周围;急性期有短 T_2、长 T_1 信号,而亚急性期则是长 T_2、短 T_1 信号,在液体衰减反转恢复出现斑点状高信号。③脑室和/或蛛网膜下腔出血,蛛网膜下腔出血一般是发生于脑干周围;脑室出血则主要是第三脑室、侧脑室;超急性期与急性期,T_1WI、T_2WI 平扫显示不明显,而亚急性期,则出现长 T_2 信号、短 T_1 信号,液体衰减反转恢复出现高信号。④其他损伤:合并颅骨骨折,硬膜下、硬膜外血肿。

(三)鉴别诊断

(1)脑弥漫性轴索损伤同脑挫裂伤之间的差异:脑弥漫性轴索损伤的出血位

置同外力作用没有关联,出血主要见于皮髓质交界区、胼胝体、小脑、脑干等位置,有斑点状或类圆形,直径基本<2.0 cm;而脑挫裂伤者是在于对冲部位或者着力部位,一般是不规则形状或者斑片状,直径可>2.0 cm,常累及皮质。

(2)脑弥漫性轴索损伤与单纯性硬膜外、硬膜下血肿鉴别:脑弥漫性轴索损伤合并出现的硬膜下血肿与硬膜外血肿是新月形或者"梭形",较为局限,无显著占位效应。这可能是因为脑弥漫性轴索损伤患者出血量较少,存在弥漫性肿胀。

五、脑挫裂伤

(一)临床表现及病理特征

脑挫裂伤是最常见的颅脑损伤之一。脑组织的深浅层存在点状出血,伴随静脉淤血、脑组织水肿等症状便是脑挫裂伤,如果是血管断裂、软脑膜断裂或是脑组织断裂则是脑裂伤,两个都统一叫作脑挫裂伤。挫裂伤的部位主要是额颞叶。脑挫裂伤病情与其部位、范围和程度有关。范围越广、越接近颞底,临床症状越重,预后越差。

(二)MRI 影像表现

MRI 影像征象复杂多样,与挫裂伤后脑组织水肿、液化、出血相关联。出血性的脑挫裂伤,是因血肿组织中的血红蛋白变化而变化的,最初的含氧血红蛋白因缺氧而变为去氧血红蛋白,再转变成正铁血红蛋白,最后为含铁血黄素,病灶的 MRI 影像信号也随之变化。对于非出血性脑损伤病灶,大多是长 T_1、长 T_2 信号。因脑脊液流动有伪影,且有的相邻脑皮质出现部分容积效应,使得灰白质交界位置与大脑皮质病灶不容易显示出来,且不容易鉴别出软化与水肿的差异。液体衰减反转恢复序列会对自由水有抑制作用,仅显示结合水,因此在脑挫裂伤的鉴别评估上能够给予重要的帮助,尤其是在确定病变范围,判断蛛网膜下腔是否出血,检出重要功能区的病灶等方面都有重要价值。

参考文献

[1] 王聪.超声影像诊断精要[M].北京:科学技术文献出版社,2019.

[2] 菅吉华.临床疾病影像诊断[M].长春:吉林科学技术出版社,2019.

[3] 赵一平,袁欣.乳腺疾病影像诊断与分析[M].北京:科学出版社,2020.

[4] 霍启祥.新编临床医学影像诊断[M].青岛:中国海洋大学出版社,2019.

[5] 索峰.现代医学影像诊断与临床[M].长春:吉林科学技术出版社,2019.

[6] 宋刚.消化系统疾病影像诊断[M].沈阳:沈阳出版社,2020.

[7] 山君来.临床CT、MRI影像诊断[M].北京:科学技术文献出版社,2019.

[8] 杨敏.超声影像学临床应用[M].长春:吉林科学技术出版社,2019.

[9] 江洁,董道波,曾庆娟.实用临床影像诊断学[M].汕头:汕头大学出版社,2019.

[10] 杜辰.现代影像指南[M].北京:中国纺织出版社,2020.

[11] 姜凤举.实用医学影像检查与临床诊断[M].长春:吉林科学技术出版社,2019.

[12] 梁靖.新编临床疾病影像诊断学[M].汕头:汕头大学出版社,2019.

[13] 孙医学,张顺花.医学超声影像学实验指导[M].合肥:中国科学技术大学出版社,2019.

[14] 吴成爱.现代影像诊断技术与临床应用[M].南昌:江西科学技术出版社,2019.

[15] 曹代荣,陶晓峰,李江.头颈部影像诊断基础[M].北京:人民卫生出版社,2020.

[16] 来洪建.临床影像与诊断应用[M].北京:中国人口出版社,2019.

[17] 杨全山.肿瘤诊断影像指南[M].长春:吉林科学技术出版社,2019.

[18] 吕德勇.实用医学影像学[M].汕头:汕头大学出版社,2019.

[19] 谢强.临床医学影像学[M].昆明:云南科技出版社,2020.

[20] 王骏,周选民.医学影像成像原理[M].北京:科学出版社,2019.

[21] 涂朝霞.现代医学影像学[M].天津:天津科学技术出版社,2019.

[22] 王磊.医学影像诊断学[M].天津:天津科学技术出版社,2019.

[23] 王韶玉,冯蕾.头颈部影像解剖图谱[M].济南:山东科学技术出版社,2020.

[24] 周兆欣.实用影像学鉴别与诊断[M].开封:河南大学出版社,2019.

[25] 莫莉.临床医学影像诊断精粹[M].西安:世界图书出版西安有限公司,2019.

[26] 卞磊.临床医学影像学[M].北京:中国大百科全书出版社,2020.

[27] 翟宁.影像学基础与诊断要点[M].北京:科学技术出版社,2019.

[28] 郑娜.实用临床医学影像诊断[M].青岛:中国海洋大学出版社,2020.

[29] 赵静.影像学技术与诊断要点[M].长春:吉林科学技术出版社,2019.

[30] 杨宁.实用影像学与核医学[M].天津:天津科学技术出版社,2019.

[31] 于广会,肖成明.医学影像诊断学[M].北京:中国医药科技出版社,2020.

[32] 杨军.新编现代医学影像技术[M].北京:科学技术文献出版社,2019.

[33] 夏莉莉.医学影像学临床应用[M].开封:河南大学出版社,2019.

[34] 孟庆民,洪波,王亮,等.临床医学影像诊断技术[M].青岛:中国海洋大学出版社,2019.

[35] 张志强.当代影像诊断学[M].长春:吉林科学技术出版社,2019.

[36] 王永胜,马雏凤.急性肺栓塞的影像诊断与介入治疗分析[J].影像研究与医学应用,2019,3(20):129-130.

[37] 胡扬.影像诊断急性颅脑损伤中的 CT、MRI 诊断价值比较[J].影像研究与医学应用,2019,3(21):148-149.

[38] 邢孔丽,蔡丽云.乳房肿块超声影像诊断与病理诊断对比[J].中国老年学杂志,2020,40(19):4093-4096.

[39] 罗久伟.影像诊断思维在临床工作中的应用[J].影像技术,2019,31(4):49-50.

[40] 郭建伟.CT 影像诊断支气管扩张症的临床效果[J].影像研究与医学应用,2020,4(7):147-148.